CONSIDÉRATIONS

SUR

L'HÉPATITE SUPPURÉE DE NOS CLIMATS

ET SON TRAITEMENT

PAR

Le Dr François ARNAUD

MÉDECIN DES HÔPITAUX DE MARSEILLE

MARSEILLE

TYPOGRAPHIE ET LITHOGRAPHIE BARLATIER-FEISSAT

Rue Venture, 19

1887

CONSIDÉRATIONS

SUR

L'HÉPATITE SUPPURÉE DE NOS CLIMATS

ET SON TRAITEMENT

L'hépatite suppurée n'est pas une maladie bien commune sous notre zone tempérée. Dans le Midi cependant et à Marseille en particulier, le médecin se trouve plus souvent en présence de cette affection. Nous sommes généralement trop pénétrés de cette idée que l'abcès du foie est spécial aux contrées tropicales et exceptionnel dans nos régions. Il s'ensuit que cette hypothèse se présente plus rarement à notre esprit dans la discussion du diagnostic, et qu'un trop grand nombre d'abcès restent méconnus ou sont trop tardivement traités.

Avant de discuter les méthodes de traitement, but principal de ce travail, je voudrais, laissant de côté le point de vue pathologique proprement dit, faire ressortir la fréquence relativement grande de cette maladie dans nos climats et plus spécialement à Marseille, et mettre en relief les particularités qu'elle présente au point de vue de ses causes, du diagnostic et des indications.

I. Fréquence et causes.

I. FRÉQUENCE. — Depuis mon entrée dans les hôpitaux de Marseille, j'ai été particulièrement frappé, et avec moi plusieurs de mes collègues des hôpitaux ou d'internat, par le nombre d'abcès du foie rencontrés au lit du malade ou sur les tables de l'amphithéâtre. Ce fait contrastait beaucoup avec le dire de nos auteurs classiques et les idées généralement reçues tendant à considérer l'hépatite suppurative comme une rareté qui doit à peine entrer en ligne de compte lorsqu'il s'agit d'un diagnostic difficile.

Ce qui a contribué à propager et à entretenir cette opinion, c'est le nombre des travaux publiés sur l'hépatite des pays chauds comparé à la pénurie des observations prises en France ou dans les autres contrées de l'Europe. Il suffit de parcourir la littérature médicale pour voir que la plupart des ouvrages et mémoires sont l'œuvre de médecins de la marine ou de l'armée d'Afrique, ou bien portent sur des hépatites contractées dans les pays chauds par des sujets rentrés en France.

Cependant, à plusieurs reprises, l'attention a été attirée sur l'hépatite consécutive à la dysenterie de nos climats. Monneret la regardait comme relativement fréquente. Dubain en faisait le sujet de sa thèse (1). Les quinze observations d'abcès du foie, recueillies en très peu de temps dans les hôpitaux de Marseille et publiées par mon excellent ami et collègue d'internat, le docteur A. Maurel, dans sa thèse inaugurale (2), se rapportent toutes à des hépatites contractées en France, et la plupart sans dysenterie antérieure. Le travail du docteur Bernard (3) contient également un certain nombre d'observations analogues.

Il me serait difficile de donner des chiffres exacts au sujet de la *proportion d'abcès du foie* qui s'observent dans notre ville. Sous ce rapport la statistique municipale ne peut nous fournir que des données tout à fait incomplètes et insuffisantes. Je donne ci-dessous, à titre de simple renseignement,

(1) Dubain. — *Essai sur l'hépatite suppurée de nos climats.* (Thèse de Paris 1876, n° 110).

(2) A. Maurel. — *Étude clinique sur les abcès du foie.* (Thèse de Paris 1881).

(3) J. Bernard. — *Essai clinique sur les abcès du foie.* (Thèse de Montpellier 1879).

les chiffres empruntés au *Bulletin de Démographie* de la ville de Marseille pour la période quinquennale de 1882 à 1886.

Relevé du nombre de décès mensuels par hépatite et abcès du foie, dressé d'après le Bulletin officiel de statistique de la ville de Marseille.

ANNÉES	Janvier	Février	Mars	Avril	Mai	Juin	Juillet	Août	Septembre	Octobre	Novembre	Décembre	Total	NOMBRE de décès annuels
1882. — Hépatites..	5	7	2	5	3	3	5	5	4	3	7	8	57	10.915
» Abcès du foie.	2	»	1	1	»	»	»	»	»	2	»	»	6	
1883. — Hépatites...	9	3	7	8	8	4	6	6	9	4	7	7	78	11.390
» Abcès......	»	»	»	»	»	»	»	»	»	1	2	1	4	
1884. — Hépatites ..	2	3	1	4	5	6	7	4	10	4	4	2	52	12 500
» Abcès......	1	»	»	»	»	»	»	»	»	»	»	»	1	
1885. — Hépatites ..	3	8	2	6	5	5	7	7	4	2	2	8	59	12.152
» Abcès......	»	»	»	»	»	»	2	»	»	»	2	»	4	
1886. — Hépatites ..	4	3	7	3	7	1	7	10	2	3	6	2	55	
» Abcès......	»	»	»	»	»	»	»	»	2	3	»	»	5	
TOTAL MENSUEL...	26	24	20	27	28	19	34	32	31	22	30	28	321	

On remarquera le nombre restreint d'abcès du foie comparé à celui des hépatites. Il est évident que cette dernière étiquette doit englober un certain nombre d'affections du foie indéterminées avec augmentation de volume de l'organe, telles que : cirrhoses hypertrophiques, certaines affections organiques du foie, etc., et qu'il ne faudrait pas compter comme hépatites suppurées tous les décès classés sous cette dénomination. C'est là une première cause d'erreur due à ce que le diagnostic est trop vague et insuffisamment spécifié. Les deux autres, plus graves, sont inhérentes à toutes les statistiques générales. Nous ne parvenons à connaître que la proportion des cas mortels ; tous les abcès du foie, suivis de guérison, échappent à la statistique. En outre, il est à présumer, d'après ce que l'on peut observer dans les hôpitaux où l'examen des organes *post-mortem* permet de relever bien des erreurs, qu'un grand nombre d'hépatites suppurées doivent rester méconnues dans la clientèle civile et, par conséquent, figurer sous une autre qualification dans les tables mortuaires. Il y a plus encore, et même dans la pratique hospitalière, lorsque l'autopsie a permis de rectifier un diagnostic difficile ou douteux, c'est toujours ce dernier, en vertu d'une routine inexplicable, qui est mentionné sur les registres de l'hôpital et, à plus forte raison, sur les relevés de l'état civil.

De toutes ces circonstances réunies il résulte que les renseignements de la statistique portent uniquement sur les cas suivis de mort où le diagnostic a pu être fait pendant la vie. Lorsqu'il s'agit d'une maladie commune, dont le diagnostic est familier à tous les médecins, ces causes d'erreur peuvent être considérées comme négligeables, mais il n'en va plus de même dans une affection relativement rare, souvent latente et qui peut être si facilement méconnue.

C'est pourquoi je crois qu'il faut n'accueillir qu'avec la plus grande réserve les chiffres de la statistique officielle dans les conditions qui nous occupent. Aux causes ordinaires d'erreurs communes à toute statistique, il faut ajouter ici les graves objections que nous venons d'énumérer ; ce qui nous prive de renseignements qui auraient pu être intéressants sur la question que nous nous somme posée au début : la *fréquence des abcès du foie à Marseille.*

A défauts de chiffres exacts nous avons pour nous guider des données générales suffisantes, basées sur la pratique journalière des services hospitaliers où les abcès du foie se rencontrent assez communément, sur le témoignage de mes maîtres et de mes collègues des hôpitaux, enfin sur le nombre d'observations recueillies dans nos salles en peu de temps, par les docteurs Maurel et Bernard, et par les internes des hôpitaux. Pour ma part, j'ai pu observer à l'hôpital pendant ces deux dernières années seulement, huit cas de grands abcès de foie.

II. Causes. — Marseille doit cette fréquence relative d'une maladie tropicale à sa situation spéciale, à son climat, à ses maladies régnantes. Porte de l'Orient et de l'Afrique, ses nombreux paquebots ramènent à chaque instant dans son sein une foule de malades, voyageurs, commerçants, marins et soldats, qui rapportent de l'Algérie, de l'Inde, de la Cochinchine et de tout l'Extrême-Orient le germe d'une maladie du foie ou une dysenterie rebelle qui pourra en devenir le point de départ. Parmi ceux que le climat des pays chauds avait moins éprouvés, il est rare que l'impaludisme, ou les diverses affections du tube digestif, si communes sous les tropiques, n'aient pas retenti de quelque manière sur la glande hépatique et créé une prédisposition individuelle plus marquée pour les maladies du foie.

Mais ce serait se méprendre beaucoup que de vouloir rapporter à la seule situation maritime de notre grand port de la Méditerranée la présence d'hépatites suppurées en plus grand nombre. Loin de considérer comme d'origine exotique la majorité des abcès du foie que nous observons, je crois pouvoir affirmer qu'ils ne sont pas les plus communs ; les observations établissent que la plupart des malades n'avaient jamais quitté Marseille ou le midi de la France.

Il faut donc faire intervenir la question *du climat*.

Tous les auteurs s'accordent à reconnaître que la fréquence des maladies aiguës du foie s'accroît rapidement à mesure que l'on se rapproche des pays chauds. En Afrique, après le Sénégal, l'Algérie est la terre classique de l'hépatite suppurative. Or Marseille est aussi rapproché d'Alger que de Paris. Il n'y a rien d'étonnant à ce que l'état bilieux, la congestion du foie et même l'hépatite n'y soient pas chose rare. Il en est de même pour les *maladies du tube digestif* qui entrent pour une si forte proportion dans la mortalité pendant la saison chaude.

S'il est un fait aujourd'hui solidement établi dans l'histoire des abcès du foie, c'est leur relation fréquente avec les affections intestinales, particulièrement avec une maladie ulcérative du gros intestin, la *dysenterie*. Il n'entre pas dans nos vues d'étudier et de discuter les diverses interprétations qu'on a données de ce fait, je me borne à le constater.

Les cas de dysenterie sont assez communs dans notre ville et dans les hôpitaux. Quelquefois il s'agit de dysenterie chronique rapportée des colonies, plus souvent de dysenterie de nos climats, sporadique si l'on veut, mais qui, pendant l'été, peut prendre les caractères d'une petite épidémie. La coïncidence de la suppuration du foie avec la dysenterie des climats tempérés a été signalée à plusieurs reprises par Béhier, Gallard, Rendu, et tous les auteurs qui se sont occupés de la question. C'est dans ces conditions que l'hépatite a pu être observée en Hollande et dans le Finistère, pendant l'épidémie de Pontaven, étudiée par Gestin. A notre tour nous pouvons confirmer cette opinion partout admise, mais en ajoutant que la diarrhée simple est plus souvent notée dans nos observations que la dysenterie véritable. Le rôle de la *diarrhée* rebelle dans la production des abcès du foie est généralement laissé dans l'ombre par les descriptions classiques où la dysenterie des pays chauds tient une si large place au point de vue de l'étiologie.

Un fait a surtout frappé la plupart des observateurs : c'est la fréquence des ulcérations intestinales trouvées à l'autopsie des abcès du foie et leur prédominance du côté du gros intestin. Les ulcérations de l'intestin grêle entrent pour une très faible part dans leur étiologie ; et cela a quelque lieu de nous étonner *a priori*, en raison du grand nombre des ulcérations de la fièvre typhoïde et de la tuberculose pulmonaire. Peut-être faut-il attribuer cette immunité relative aux rapports plus spéciaux des plaques de Peyer avec le système lymphatique et les ganglions qui arrêtent au passage les matières morbigènes ; et, dans la tuberculose, à l'oblitération du système vasculaire sanguin, qui se fait de proche en proche au niveau des granulations tuberculeuses. Au contraire, les ulcérations du gros intestin seraient plus directement en rapport avec les origines de la veine porte. C'est aussi de cette manière que les chirurgiens expliquent les complications plus fréquentes à la suite des plaies et opérations qui intéressent les veines hémorrhoïdales.

Quoi qu'il en soit de cette interprétation, un fait subsiste, c'est la rareté de la maladie que nous étudions après la fièvre typhoïde ou dans le cours de la phthisie. Quelques observations en ont cependant été citées. De même Andral, Budd, Murchisson et d'autres auteurs ont rapporté des exemples d'abcès du foie à la suite d'ulcérations gastriques.

En dehors de la dysenterie, des *ulcérations simples* du gros et du petit intestin, peuvent devenir le point de départ d'une hépatite suppurée. Tels sont les cas de H. Fagge (1871) et de Vayssière (*Bulletin Soc. anat.* 1873), cités par Rendu. A cet ordre de faits me paraît aussi se rapporter l'observation suivante que j'ai recueillie en 1880 à l'Hôtel-Dieu de Marseille, et qui est consignée dans la thèse du docteur Maurel. J'en donne ici un simple résumé.

Obs. I. (résumée). — *Abcès du foie consécutif à une entérite simple avec ulcérations intestinales.*

G..., 28 ans, menuisier, né à Bourg (Ain), entré à l'Hôtel-Dieu le 20 octobre 1880, décédé le 24 octobre.

Cet homme n'a jamais quitté la France; il n'est à Marseille que depuis deux mois. Pas de maladie antérieure, ni impaludisme, ni alcoolisme, ni syphilis. Début peu de temps après son arrivée à Marseille par la fièvre et la diarrhée. — *Symptômes actuels :* Fièvre avec exacerbation vespérale, abattement, sécheresse de la peau, langue blanche et large. La diarrhée persiste sans ténesme; jamais de sang dans les selles; gargouillement dans la fosse iliaque droite, ballonnement du ventre. Douleur spontanée, sourde, exaspérée par la pression, siégeant au niveau des dernières côtes droites, s'irradiant au mamelon; pas d'irradiation à l'épaule droite. Le foie ne déborde pas les fausses côtes. Du côté de la poitrine, submatité en arrière et à la base du poumon droit, diminution des vibrations et du murmure vésiculaire, toux et dyspnée. Les phénomènes généraux s'aggravèrent rapidement; l'oppression devint considérable; la douleur du côté augmenta et l'on vit se produire un œdème sous-cutané dans la région hépatique, sans que l'on pût constater un abaissement notable du foie. A ce moment l'idée d'un abcès du foie fut définitivement acceptée bien qu'on eût pensé le premier jour à une fièvre typhoïde avec pleurésie diaphragmatique concomitante. Malheureusement le malade succomba le lendemain avant qu'on ait eu le temps d'intervenir, quatre jours seulement après son entrée à l'hôpital.

Autopsie. — Congestion pulmonaire aux deux bases, pas de traces de pleurésie. Le foie est dépassé par les fausses côtes ; mais tout le lobe droit est converti en un vaste abcès contenant plus d'un litre de pus grumeleux, de couleur lie de vin. Les parois sont formées par le tissu hépatique condensé. *Ulcérations disséminées dans le gros et le petit intestin.* Pas de péritonite et pas d'adhérences au niveau de l'abcès.

Dans un cas observé par mon ami et ancien collègue d'internat le docteur Mistral, le point de départ de l'abcès paraît avoir été une inflammation ulcéreuse du rectum provoquée par des habitudes vicieuses.

Obs. II. (1). — *Abcès du foie survenu à la suite d'une inflammation du rectum.*

L. G..., 17 ans, entré à la Conception le 18 août 1880. Pas de maladie antérieure ; n'a jamais quitté Marseille. Ce jeune homme, qui avoue des habitudes de pédérastie, se plaint depuis plusieurs jours de grandes douleurs dans la région anale. Un liquide muco-purulent, parfois sanguinolent, s'écoule constamment du rectum. Le toucher est très douloureux. Au bout de huit jours de traitement, les phénomènes s'amendèrent du côté du rectum pour persister dans le reste du tube digestif. Il survint des hémorrhagies intestinales qui se répétèrent plusieurs fois. Par le traitement ce symptôme finit par disparaître ainsi que la diarrhée. Le malade semblait en pleine convalescence ; les forces et l'appétit revenaient, quand survint une douleur sourde, constante, manifeste surtout à la pression, siégeant dans la région hépatique. Le foie était augmenté de volume, et dépassait en bas le rebord des fausses côtes. L'auscultation ne donnait rien d'anormal dans la poitrine. On pensa à un abcès du foie en voie

(1) Empruntée à la thèse du Dr Maurel, p. 88.

de formation. Pourtant l'état général n'était pas mauvais; mais le foie était de plus en plus douloureux à la pression; on crut même percevoir une fluctuation profonde. Bientôt l'appétit disparut; survint du météorisme, de la fièvre, surtout le soir, et rapidement le malade fut emporté, le 10 septembre.

L'*autopsie* montra un abcès du foie contenant environ cinq cents grammes de pus, les traces des ulcérations cicatrisées dans le rectum, quelques-unes dans le colon et le cœcum.

En dehors même des ulcérations intestinales, l'existence de la diarrhée est assez fréquemment signalée dans les observations qui ont servi de base à notre travail. Je citerai spécialement mon malade de l'observation XII, chez lequel elle s'accompagna de dysenterie dans les derniers temps, et les observations I, V, VI, VII, XII, XV de la thèse de Maurel. Mais il faut reconnaître que les relations réciproques de l'entérite et de la suppuration du foie ne sont pas toujours bien établis. Dans quelques-uns de ces cas (obs. VII et XV), il est hors de doute que le flux intestinal a suivi la formation du pus et n'en était probablement que la conséquence. On sait, d'ailleurs, que plusieurs auteurs distingués, et au premier rang Annesley, ont regardé les lésions intestinales de la dysenterie comme consécutives aux altérations de la glande hépatique, au lieu d'en être l'origine. Si cette opinion est beaucoup trop absolue, il n'en est pas moins vrai qu'elle répond à un certain nombre de faits.

Enfin, l'*hépatite suppurée peut se montrer en l'absence de dysenterie ou de diarrhée antérieure, et même en dehors de toute cause appréciable, chez des sujets qui n'ont jamais quitté la France*. Ces faits sont très importants à connaître. Ils sont moins rares qu'on ne le croit et ne laissent pas que d'être souvent très embarrassants pour le diagnostic. Je n'en veux pour preuve que les suivants :

Obs. III. — *Abcès du foie sans cause déterminée, ayant simulé une fièvre typhoïde.*

Le 28 octobre 1885, entre dans mon service de l'hôpital de la Conception, salle Sainte-Julie, n° 20, le nommé B..., Etienne, journalier, âgé de 19 ans, né à Côme (Haute-Italie). Ce jeune homme habite Marseille depuis un an environ; il n'a jamais été dans les pays chauds, ni en Afrique, *n'a jamais eu de dysenterie ni de diarrhée;* pas d'impaludisme; malgré sa jeunesse il a des habitudes alcooliques avérées, mais aucun autre antécédent appréciable. L'état de malpropreté remarquable dans lequel il se trouve nous oblige à lui prescrire un bain tiède le jour de son entrée.

La maladie remonte à une quinzaine de jours : il fut pris progressivement de malaise général avec céphalalgie et fièvre. Cependant il a pu venir à pied à l'hôpital. Au moment où nous l'observons, les symptômes sont les suivants : stupeur modérée, fièvre forte, continue avec exacerbations vespérales, pas de frissons ; sécheresse de la peau. La langue est large, saburrhale, un peu rouge sur les bords. Le ventre est ballonné uniformément, mais de préférence au niveau du creux épigastrique, léger gargouillement dans la fosse iliaque : quelques selles diarrhéiques à la suite d'un purgatif administré en ville, constipation le reste du temps. Au milieu de la couche de crasse qui recouvre son abdomen, nous croyons apercevoir quelques taches rosées lenticulaires. La rate paraît développée ; mais ce qui nous frappe surtout, c'est l'augmentation de la matité hépatique avec rénitence spéciale à la palpation de l'épigastre. Le foie ne déborde pas les fausses côtes, mais la base de la poitrine paraît élargie du côté droit; les côtes un peu portées en dehors et leur obliquité diminuée. La matité hépatique remonte en haut presque jusqu'au mamelon. Il n'y a pas traces de fluctuation, pas de douleur spontanée et la pression au niveau du foie est à peine sensible. Il n'y a jamais eu d'ictère. L'auscultation fait percevoir de râles de congestion dans les deux poumons en arrière et aux bases, un peu plus marqués du côté droit.

En présence de pareils symptômes, mon diagnostic fut d'abord hésitant. L'exploration du foie me démontrait l'existence d'une augmentation de volume manifeste de l'organe. Mais, en raison du peu de sensibilité à la pression, de la date relativement récente de la maladie, de la marche de la fièvre, continue, sans frissons ni sueurs, des symptômes généraux, de l'âge du malade, et surtout en l'absence de cause appréciable d'altération aiguë du foie, de diarrhée, de dysenterie notamment, je ne me crus pas en droit d'affirmer l'existence d'une hépatite suppurée. Je m'arrêtai donc au diagnostic de fièvre typhoïde avec énorme congestion du foie.

Le traitement institué fut le suivant : Purgatif salin, ventouses sur la région hépatique, diète lactée.

Le 4 novembre au matin, six jours après son entrée, notre malade accuse une vive douleur à la base de la poitrine du côté droit, accompagnée de dyspnée très vive avec exacerbation de la fièvre. A l'auscultation, matité en arrière et à droite jusqu'à l'épine de l'omoplate; disparition du murmure vésiculaire, pas de souffle ni de râles; vibrations diminuées, mais perceptibles dans une assez grande étendue de la matité. Diagnostic: pleurésie avec épanchement. Traitement: vésicatoire, alcool, carbonate d'ammoniaque, etc.

Dans la nuit du 4 au 5 novembre délire violent et mort à 8 h. du matin.

Autopsie. — Pas d'ulcérations intestinales, ni de plaques de Peyer.

Abcès du foie assez volumineux, contenant 500 gram. environ de pus épais, lie de vin occupant le lobe droit et la face convexe, adhérent au diaphragme. Perforation du diaphragme et de la plèvre et pleurésie purulente: pas de perforation du poumon. Il n'existe pas d'adhérences péritonéales au devant de l'abcès, entre la paroi thoraco-abdominale et le foie, mais seulement quelques plaques de périhépatite à la face antérieure de la glande. L'abcès est séparé de la paroi antérieure par une couche de tissu hépatique sclérosé de un centimètre et demi environ. Il était abordable par la face antérieure de l'hypochondre, au niveau des espaces intercostaux, et aussi au défaut des côtes. L'opération eût été possible, mais *les adhérences n'existaient pas.*

Obs. IV (résumée). — *Abcès du foie à marche latente, siégeant dans le lobe gauche* (1).

C. terrassier, 67 ans, né dans l'Aveyron, entre à la Conception le 4 octobre 1879, pour une pneumonie lobaire à gauche, qui évolue régulièrement. Excès alcooliques — pas de dysenterie, ni d'impaludisme, a toujours habité le midi de la France. Au bout de huit jours, bien que la pneumonie fût en résolution, la fièvre continua même après la disparition complète des symptômes thoraciques. En même temps, douleur sourde au creux épigastrique, troubles digestifs, ballonnement du ventre, alternatives de diarrhée et de constipation; celle-ci domine cependant. Ces troubles font soupçonner une affection hépatique,

(1) Obs. personnelle, publiée dans la thèse du Dr Maurel.

mais il n'y a pas d'ictère et le météorisme rend l'exploration du foie difficile. Vers le 20 octobre apparaît un peu d'œdème des membres inférieurs. Cœur sain, pas d'albumine dans l'urine. On pense à une cirrhose du foie. Le 28 octobre, apparition rapide des signes d'une pleurésie gauche avec épanchement considérable, œdème des membres inférieurs et des parois abdominales, urines normales. Le malade meurt le lendemain 29.

Autopsie. — La plèvre gauche est pleine d'un liquide citrin, avec quelques fausses membranes. La plèvre droite contient un peu de liquide. Epanchement séreux médiocre dans la cavité abdominale. Les intestins sont distendus par des gaz et ne présentent pas de lésions. Le foie est légèrement augmenté de volume. Tout le lobe gauche, adhérent au diaphragme est converti en un abcès contenant environ 300 grammes de pus. Dans l'épaisseur du lobe droit existe un petit abcès isolé. Le reste du foie a conservé son aspect normal.

Observation V. — Le fait qu'a bien voulu me communiquer M. le docteur Fioupe, médecin en chef des hôpitaux (1), offre quelques analogies avec le précédent, au point de vue de l'alcoolisme, qui était la seule cause appréciable, et de la présence de deux abcès indépendants l'un de l'autre.

Il s'agit d'un Italien n'ayant jamais habité les colonies, ne présentant, dans ses antécédents, ni dysenterie, ni diarrhée, ni maladies antérieures ; il est seulement fortement suspect d'alcoolisme. Dès son entrée à la Conception dans le service de M. Fioupe, l'abcès du foie était évident, la fluctuation était manifeste.

En raison de la presque certitude des adhérences qui, d'ailleurs, furent constatées à l'autopsie, M. Fioupe n'hésita pas à pratiquer une large incision suivie de lavages antiseptique. Malgré la marche très satisfaisante de l'état local, le malade succomba douze jours après l'opération. L'autopsie vint donner la raison de cette terminaison fâcheuse. La poche opérée était presque entièrement cicatrisée. Malheureusement *il existait un autre abcès volumineux* indépendant du premier et qui fut découvert seulement par l'incision du tissu

(1) Communication orale.

hépatique à l'autopsie. C'est cette circonstance qui a entraîné la mort, les suites de l'opération ayant été on ne peut plus satisfaisantes et l'abcès opéré étant à peu près guéri.

Observation VI (*communiquée par M. le Dr Bidon, médecin des hôpitaux*).

Monsieur R... était arrivé jusqu'à l'âge de 36 ans sans maladie importante. Je l'ai connu assez intimement, ainsi que sa famille. C'était un homme robuste, vigoureux, actif. Il n'était pas obèse et n'avait jamais eu ni rhumatisme, ni coliques hépatiques, ni diarrhée, ni maladies vénériennes. Il ne fréquentait pas les cafés et ne buvait de vin qu'à doses très modérées à ses repas. L'appartement qu'il habitait était d'un parfait confortable et sa nourriture très saine mais non excessive. Jamais il n'avait quitté la France ; né dans un village de Vaucluse, il avait longtemps habité Aix puis Marseille, et propriétaire aisé il n'avait jamais cependant mené une vie trop sédentaire.

A 36 ans il commença à éprouver de la dyspepsie flatulente, mais sans dysenterie ni diarrhée. Les alcalins, la pepsine, le charbon restèrent sans effet. Un peu plus tard il accusa, outre sa dyspepsie, des douleurs du côté du foie qui devint gros. La sensation de pesanteur hépatique fut bientôt suivie d'une douleur à l'épaule droite. En même temps le malade s'affaiblissait, maigrissait et prenait une teinte subictérique. Il y avait de la fièvre vespérale à retours très irréguliers.

Les choses allèrent ainsi, s'aggravant lentement mais constamment jusqu'au mois de décembre 1880. A cette époque Monsieur R... était émacié, presque ictérique ; son urine était souvent rouge acajou et plus souvent encore rouge brique avec abondants dépôts uratiques. L'appétit manquait totalement et le malade avait surtout horreur des aliments gras. La digestion était très laborieuse ; coliques, alternatives de constipation et de diarrhée. Le foie était très gros, très douloureux à la pression ; la douleur de l'épaule droite persistait. Bientôt survint de la fièvre hectique et l'on perçut de la fluctuation dans le côté droit du dos au niveau des derniers espaces intercostaux. La sensation était si nette et les signes de suppuration interne si évidents qu'on n'hésita pas à intervenir chirurgicalement : une incision de quelques centimètres de longueur et de profondeur donna issue à une grande quantité de pus hépatique fétide et de couleur chocolat.

Une grande amélioration suivit d'abord. Mais l'écoulement

continuant toujours, malgré les lavages et injections antiseptiques quotidiens, il fallut maintenir une fistule béante. Un mois plus tard l'amaigrissement, un moment stationnaire, fit de nouveaux progrès, les douleurs hépatiques et scapulaires reprirent et Monsieur R... succombait en septembre 1881 aux pertes incessantes qu'il faisait par la suppuration.

Je ne saurais trop insister sur ce fait qu'il m'a été impossible de découvrir la cause de l'abcès hépatique chez cet homme que je connaissais très bien, étant en relations suivies avec sa famille et plusieurs personnes qui habitaient la même maison que lui. L'autopsie n'ayant pas été pratiquée on peut se demander s'il n'y avait pas eu là abcès par angiocholite calculeuse; mais sans compter que l'ictère n'avait jamais été bien intense, il faut dire que les causes de lithiase biliaire manquaient aussi chez mon malade et que jamais il n'y avait eu le moindre phénomène de colique hépatique.

Je pourrais trouver dans les auteurs et en particulier dans les thèses de Dubain (Obs. I à VI) et de Maurel des exemples analogues dans lesquels il est difficile de trouver une cause quelconque, suffisante à expliquer le développement de la suppuration dans le foie. En dehors de l'action du climat, de la dysenterie et de la diarrhée, l'étiologie de l'hépatite suppurée est encore bien peu connue. Dubain se demande si l'on ne devrait pas faire intervenir, dans certains cas, les fatigues excessives, le *surmenage*, les mauvaises conditions hygiéniques, le *refroidissement*. Ce sont là tout autant de causes bien banales dont l'importance est fort contestable, à l'exception peut-être de la dernière qui pourrait jouer un certain rôle, même dans les pays chauds.

Plusieurs observations mentionnent les *excès alcooliques* au début des accidents. Cette cause fréquente dans les colonies, est quelquefois signalée dans notre pays. Elle existait chez deux malades de Dubain (Obs. IX et X de sa thèse) et chez deux des miens. (Obs. IV et V.) Mon excellent maître, M. le docteur Trastour, a été lui aussi frappé de la grande fréquence des abcès du foie, survenus en dehors des causes ordinaires de cette affection sous notre latitude. Il a observé très souvent des habitudes alcooliques dans ces conditions et il croit devoir attribuer à l'alcoolisme, qui va toujours croissant dans nos pays, une part importante dans la pathogénie de l'hépatite suppurée.

L'un de mes malades avait commencé par avoir une *pneumonie*, affection également notée dans deux observations d'Andral (*Clinique Médicale*, 2e édit. t. IV. — XXIIIe obs. p. 387, et XXVIe obs. p. 403.) Mais il serait difficile d'établir, si l'inflammation du poumon a été primitive ou secondaire à l'abcès.

Dans une autre observation (t. IV, p. 243), Andral ne trouve pas d'autre cause appréciable qu'une longue course à cheval. Il s'agissait d'un homme jeune encore, qui mourut de phénomènes cérébraux au milieu d'un appareil fébrile intense, dont la cause était un abcès du foie central du volume d'une orange, n'ayant déterminé ni douleur, ni tuméfaction de l'organe, ni ictère, et qui, par suite, fut totalement méconnu pendant la vie.

Il paraît rationnel à priori d'admettre les *maladies générales infectieuses* au nombre des causes possibles des abcès du foie ; et pourtant, au milieu des suppurations sous cutanées et glandulaires si communes pendant la convalescence de certaines maladies graves : érysipèle, fièvre typhoïde, variole. etc., il est rare de voir mentionner l'abcès du foie. Pour ma part, je n'en possède pas d'exemple. Le *Choléra* qui détermine des altérations du parenchyme hépatique étudiées par Straus et Roux [1], Hanot et Gilbert [2], peut-il aller jusqu'à produire la suppuration étendue de l'organe? Le fait est aujourd'hui hors de doute et M. le professeur Fallot en a observé un bel exemple dans son service de cholériques de l'Hôtel-Dieu, en 1885 [3]. Chez un sujet d'un âge déjà avancé, entré pour une attaque de choléra algide assez grave, la réaction typhoïde se prolongea bien au-delà des limites ordinaires et finit par amener la mort. L'autopsie démontra

(1) Archives de Physiologie, 1884.
(2) Archives de Physiologie, avril 1885.
(3) Communication orale.

l'existence d'un abcès du foie qui n'avait donné lieu pendant la vie à aucun symptôme appréciable. J'ai observé moi-même un cas qui présente avec celui-ci une assez grande analogie. Malheureusement l'autopsie n'ayant pu être faite, le diagnostic reste douteux.

Un Italien de 40 ans entre au mois d'août 1885 dans mon service de cholériques de l'hôpital de la Conception. Choléra algide très grave. Convalescence longue et difficile ; diarrhée rebelle, revenant au moindre écart de régime. Plus tard état fébrile irrégulier, amaigrissement, hecticité. L'exploration des divers organes ne nous donnait pas la raison de cet état général. Mais la région épigastrique et l'hypochondre droit étaient douloureux à la pression, la matité du foie un peu accrue dans le diamètre vertical, et le malade avait pris un teint subictérique qui frappait à première vue. Ces divers symptômes me firent soupçonner l'existence d'une suppuration intrahépatique. Quelques jours après une nouvelle complication apparaissait : une parotidite se développait du côté gauche. J'incisai la parotide et donnai issue au pus qui s'était formé très rapidement. Le malade, entièrement épuisé, succomba le surlendemain. L'autopsie ne put pas être faite.

Le sujet de mon observation XV, avait eu, lui aussi, une attaque de choléra deux mois avant l'apparition de son abcès ; mais chez lui la diarrhée avait précédé l'atteinte cholérique, et dès lors, la part des deux maladies n'est pas bien facile à déterminer.

Dans l'observation IX, les symptômes de l'hépatite ont apparu pendant la convalescence d'une fièvre typhoïde ? précédée d'une attaque de choléra pour laquelle il est resté un mois malade. Il resterait à établir dans ce cas si les symptômes typhoïdes survenus en septembre, en admettant qu'ils fussent tout à fait indépendants du choléra du mois d'août, n'étaient pas déjà une manifestation de l'hépatite, comme nous en avons observé d'autres exemples.

Il résulte cependant de l'ensemble des faits que l'hépatite suppurée est rare à la suite du choléra. Les mémoires de MM. les docteurs Trastour et Coste, sur le *Choléra au Pharo*, en 1884 et 1885, ne mentionnent pas cette complication ; et les deux épidémies que nous venons de traverser ne paraissent pas avoir augmenté, sensiblement du moins, le nombre d'abcès du foie que nous voyons habituellement dans les hôpitaux. La proportion des hépatites mentionnées par la statistique des décès ne semble pas non plus s'être accrue depuis 1884, comme on peut s'en assurer en relisant le tableau que j'ai donné plus haut.

Nous sommes obligés de conclure que l'étiologie de l'hépatite suppurée de nos climats est encore assez mal déterminée et incomplètement connue. Je me suis abstenu jusqu'ici, avec intention, de toute considération pathogénique. Qu'on me permette, en terminant cette étude des causes de l'hépatite, d'exprimer l'espoir que les recherches contemporaines sur les organismes pathogènes et particulièrement sur les microbes agents de la suppuration, arriveront à vérifier le principe déjà posé par Périer, en 1858 (1), et contesté par plusieurs : que l'abcès du foie est toujours secondaire, qu'il y a toujours quelque part, et le plus souvent dans l'intestin, une altération de tissu ou une effraction quelconque, autrement dit, suivant le langage du jour, une porte d'entrée aux micro-organismes pyogènes.

III. Diagnostic.

Les signes cliniques qui permettent de reconnaître un abcès du foie sont très variables suivant les cas. Tantôt ils se trouvent réunis et assez évidents pour que le diagnostic s'impose en quelque sorte de lui-même. D'autres fois, au contraire, l'hépatite peut demeurer absolument latente, ou donner le change pour une toute autre affection. Peu de maladies, je crois, sont aussi fécondes en surprises d'autopsie et en erreurs de diagnostic.

Dans les pays chauds où l'on a, pour se guider, la fréquence de la maladie, l'existence d'une dysenterie antérieure, le début mieux caractérisé et la marche plus aiguë du mal, l'attention

(1) Périer. — *Mémoires de médecine et de chirurgie militaires.*

est toujours éveillée du côté du foie et le diagnostic est aussi plus facile. Mais *sous notre latitude les causes d'erreur sont beaucoup plus nombreuses.*

Parmi elles, l'une des plus répandues, que j'ai cherché à combattre dans les pages précédentes, est la persuasion où nous sommes de la rareté extrême de l'abcès du foie, et partant le peu de place que nous accordons a cette hypothèse dans la discussion du diagnostic. De même, l'importance exagérée attribuée à la dysenterie comme cause pathogénique conduit à faire douter de la possibilité d'un abcès lorsqu'on ne rencontre dans les antécédents du malade aucune affection du tube digestif. Je crois avoir suffisamment montré que l'hépatite suppurée de nos climats peut se développer en dehors des conditions ordinairement admises, et même sans cause appréciable. Dès lors, s'il est toujours prudent de tenir compte des symptômes dysentériques antérieurs, il ne faudra pas se prévaloir du silence de l'étiologie pour repousser à priori l'hypothèse d'un abcès du foie.

Il est des cas où la suppuration du foie ne donne lieu à aucun symptôme apparent. Ces *abcès latents* sont presque toujours méconnus. L'histoire de l'hépatite fourmille d'exemples de ce genre, nulle part plus communs que dans la zone tempérée. Il est de règle de voir la maladie affecter dans nos climats une marche plus lente, un début plus insidieux, difficile à leur préciser. Lorsque le malade vient consulter, il est rare que son affection ne remonte pas déjà à une époque assez éloignée pendant laquelle des malaises généraux vagues, un peu d'embarras gastrique ont constitué toute la symptomatologie. On voit même des sujets qui ont continué leurs occupations jusqu'au jour où une vomique, une perforation ou quelque autre phénomène grave vient tout-à-coup surprendre le malade et le médecin. Plus souvent la fièvre s'établit, avec sécheresse de la langue, symptômes typhoïdes, cérébraux ou hectiques, et la mort survient sans que rien ait pu mettre sur la voie d'une localisation hépatique.

Obs. VII. — (Communiquée par M. Bidon). — *Hépatite suppurée avec foyers multiples (7 abcès), à marche latente. — Perforation intra-péritonéale.*

T..... Henri, 58 ans, portefaix, né à Nice, entré le 25 juillet 1880, salle Aillaud, 7, à l'Hôtel-Dieu, mort le 30 juillet.

Cet homme a toujours joui d'une bonne santé jusqu'en fin mai dernier. Il habite Marseille depuis longtemps. Pas d'antécédents héréditaires, ni alcoolisme, ni impaludisme; il avait seulement un peu d'emphysème pulmonaire. A la fin de mai 1880 ce malade fut pris d'un point de côté siégeant à droite, à la base e sur le côté du thorax. Cette douleur lui permit d'abord de travailler; plus tard elle le forçait à se reposer après quelques minutes seulement de travail. Huit jours avant son entrée à l'hôpital, survint un embarras gastrique assez intense avec diarrhée et vomissements qui l'obligea à abandonner ses occupations.

Etat actuel. — Débilité générale et un peu de prostration. Appareil circulatoire intact; quelques râles de bronchite dans les poumons, sans souffle ni matité. Langue saburrhale, amertume de la bouche, appétit nul; plus de vomissements, diarrhée abondantes : selles liquides, peu colorées ou verdâtres. Le ventre à peine ballonné est un peu douloureux surtout vers l'hypochondre droit où le malade dit ressentir une douleur transversalement dirigée, arrivant jusque dans l'hypochondre gauche. Pas d'hypertrophie appréciable du foie ni de la rate : quelques gargouillements intestinaux; fréquentes envies d'uriner, mais rien à noter du côté de l'appareil génito-urinaire; température et pouls normaux.

Les jours qui suivent, après une amélioration temporaire sous l'influence du traitement, la diarrhée redevient plus abondante. L'état général s'aggrave : stupeur plus accusée, besoin constant d'uriner, dyspnée, râles trachéaux, pas plus de signes stéthoscopiques que le jour de l'entrée. Le ventre est dans le même état et ne présente aucun symptôme qui attire l'attention. Mort le 30 juillet.

Autopsie. — Congestion des deux poumons. Quelques tubercules crus ou crétacés à leur sommets, avec adhérences pleurales. A l'ouverture de l'abdomen, épanchement intra-péritonéal de pus grumeleux qui remplit le petit bassin. Epiploon, mésentère et feuillet séreux de l'intestin très congestionnés; arborisations rouges multiples, pas d'adhérences, pas d'autres lésions intestinales. Etat normal de la rate, des reins, de la vessie. Le foie est augmenté d'au moins un tiers en volume et en poids.

Il a une couleur chamois ou feuille morte spéciale. La vésicule biliaire est pleine de bile, mais sans calcul. A la partie la plus externe (bord droit) du foie, se trouve un abcès ouvert et vide, circulaire, de cinq centimètres de diamètre environ, à fond grisâtre et granuleux. Sur la face supérieure, à peu près vers le milieu de la glande ou voit proéminer un autre vaste abcès pouvant recevoir aisément le poing dans sa cavité et arrivant presque jusqu'à la paroi inférieure du foie. Cinq autres abcès, deux à droite et trois à gauche du précédent, occupent le reste de l'organe, sauf le lobe de Spigel qui est seul intact. Ils sont séparés l'un de l'autre par une si faible épaisseur de tissu hépatique, que la fluctuation se perçoit en plaçant un doigt à l'extrémité droite et un autre à l'extrémité gauche du foie. Les cinq petites poches contenaient un pus épais, grumeleux et blanchâtre, Le grand abcès central renfermait un pus beaucoup moins lié et les grumeaux purulents nageaient dans un liquide séro-purulent abondant mais peu concret. La paroi de la poche en contact avec le pus était rugueuse et grise, le tissu hépatique immédiatement sous-jacent était très rouge.

La cause d'erreur la plus commune est la prédominance de tel ou tel groupes de signes qui donne le change et fait croire à l'existence d'une maladie générale ou de l'un des organes voisins. On peut voir alors l'abcès du foie prendre le masque d'une *phthisie pulmonaire*, si le point de côté, la dyspnée, la toux, l'amaigrissement, la fièvre hectique frappent surtout l'attention ; — de la *pleurésie*, lorsque la suppuration occupe la face supérieure du foie et proémine dans la poitrine ; — de la *fièvre typhoïde*, si les symptômes abdominaux sont prédominants : ballonnement, diarrhée, sensibilité du ventre, fièvre, prostration, sècheresse de la langue, fuliginosité, etc. D'autres fois, c'est la coexistence d'une inflammation du poumon et de la plèvre qui peut devenir une cause d'erreur.

Comme exemples de ces difficultés de diagnostic je puis citer l'observation III où je crus à l'existence, d'une fièvre typhoïde compliquée, à un moment de son évolution par une pleurésie purulente ; l'observation I, où l'abcès du foie avait les premiers jours les allures d'une dothiénentérie ; l'observation IV, dans laquelle une pneunomie et plus tard un épanchement pleurétique à gauche pouvaient faire méconnaître la maladie de l'abdomen. Enfin deux fois j'ai eu l'occasion de faire le diagnostic différentiel entre une phthisie pulmonaire et la suppuration intra hépatique. Le premier cas concerne un kyste hydatique suppuré du foie que j'ai observé en 1885 à l'hôpital de la Conception.

OBS. VIII. — *Kyste hydatique suppuré du foie simulant une tuberculose pulmonaire.*

D.... Frédéric, 20 ans, maçon, né à Marseille, entré le 2 novembre dans mon service de la Conception, salle Ste-Julie, 26.

Il est malade depuis plus de six mois ; à plusieurs reprises il a eu des troubles digestifs, un peu de toux et de suffocation, avec des alternatives d'amélioration et d'aggravation. Il est plus fatigué depuis trois semaines ; à divers intervalles il a souffert d'une diarrhée abondante et rebelle.

Le premier jour l'interne du service, qui avait fait la visite la veille, m'indique ce malade comme un tuberculeux très avancé. Quand je le vis, en effet, il était dans un état d'émaciation extrême, les pommettes rouges, saillantes, la toux pénible, dyspnée intense, diarrhée, symptômes de fièvre hectique : peau chaude, sueurs profuses à certains moments du jour et surtout la nuit. Je ne mis pas un instant en doute le diagnostic, m'en rapportant à l'examen qui avait été fait.

Le 16 novembre la dyspnée a augmenté ; le malade est assis sur son lit, haletant, le pouls petit, très fréquent, les battements du cœur précipités et tumultueux, l'anxiété extrême. La toux est assez fréquente, mais, ce qui me surprend un peu, l'expectoration est peu abondante et se réduit à quelques crachats blancs seulement. En même temps il accuse une vive douleur au côté droit de la poitrine, douleur aiguë et pongitive à deux ou trois centimètres au dessous du mamelon droit, et qui gêne la respiration. Je pratique alors un examen minutieux du thorax et de l'abdomen, et voici ce que je trouve. Le côté droit de la poitrine et l'hypocondre sont manifestement dilatés. La paroi thoracique de ce côté reste presque immobile pendant les mouvements respiratoires. L'obliquité des côtes n'est pas plus grande qu'à gauche (signe de Guéneau de Mussy). La mensuration nous donne au niveau de la pointe de l'appendice xyphoïde :

Circonférence horizontale totale . .	82	centimètres.
Demi-circonférence droite	42	»
» gauche.	40	»

La matité s'étend : en avant, sur la ligne mamelonnaire à deux centimètres au-dessous du mamelon droit et à trois centimètres au dessous des fausses côtes ; elle occupe aussi le creux épigastrique et s'étend à l'hypochondre gauche ; en arrière elle remonte jusqu'au 6e espace. Les espaces intercostaux sont élargis. On sent une résistance particulière à l'épigastre, au défaut des côtes et dans les 8e et 9e espaces intercostaux; pas de fluctuation manifeste.

Des râles de congestion existent dans les deux poumons, mais plutôt aux deux bases. Aux sommets je suis étonné de ne pas trouver les signes cavitaires que je m'attendais à rencontrer. Il y a quelques sibilances, des râles sonores, mais la respiration s'entend bien ; la sonorité est conservée et égale des deux côtés ainsi que dans le reste des poumons.

Les résultats de cette exploration modifièrent complètement mon diagnostic. Je rejetai l'hypothèse de la phthisie pour admettre l'existence d'une collection purulente du côté du foie. Séance tenante je pratiquai la ponction exploratrice avec l'appareil aspirateur de Potain. Le trocart fut enfoncé au niveau du creux épigastrique à 4 centimètres en dehors de la ligne médiane. La sensation de résistance éprouvée me montra que j'avais dû traverser une paroi assez épaisse. Du pus épais, crémeux, contenant des grumeaux s'écoula en petite quantité à cause de l'obstruction de la fine canule de l'appareil. La piqûre fermée avec du collodion, j'immobilisai le ventre et je prescrivis de l'opium à l'intérieur, diète, etc. En présence de la gravité de l'état général, je me décidai dès le lendemain à renouveler la ponction avec le plus gros trocart à paracentèse que je pus trouver dans l'hôpital, me proposant d'appliquer ici le procédé d'aspiration à l'aide du siphon qui m'avait si bien réussi chez un malade dont je parlerai plus loin.

Bien que je ne fusse pas encore fixé sur l'origine kystique de cet abcès, la consistance du pus et la difficulté de l'écoulement par le tube de l'aspirateur me firent regretter beaucoup de n'avoir pas à ma disposition un trocart de plus gros calibre ; malheureusement le temps pressait et je dus passer outre. La ponction fut faite le 22 novembre au même point que la veille ; le trocart dut être enfoncé de presque toute sa longueur pour arriver jusqu'au pus. Le siphon établi amena l'écoulement facile d'un demi litre de pus crémeux, très épais, après quoi la canule se boucha. Le jeu du siphon rétablit la circulation et nous pûmes laver la poche avec une solution saturée d'acide borique. Avec le pus et le liquide de l'injection nous vîmes sortir une certaine quantité de membranes hyalines légèrement jaunâtres, caractéristiques et qui ne nous laissèrent aucun doute sur l'existence d'un kyste hydatique suppuré. La canule métallique fut laissée en place et fixée par deux lames de caoutchouc et du collodion.

Les jours suivants l'état général s'améliore notablement, l'appétit et les forces reviennent; la dyspnée et la toux disparaissent. Il se produit quelques douleurs de ventre au voisinage de la canule, mais aucun symptôme de péritonite. Les lavages antiseptiques sont faits chaque jour ; la canule est fréquemment obstruée par les membranes hydatiques, malgré l'aspiration considérable produite par le siphon. Le quatrième jour après la ponction, la canule est remplacée par une sonde molle en caoutchouc. Les mêmes difficultés d'évacuation persistent, à cause de l'interruption fréquente de l'écoulement par les hydatides, j'essaye d'introduire, sur conducteur, un tube plus volumineux, me proposant, le lendemain de dilater le trajet avec la laminaria.

Depuis 24 heures le pus d'abord inodore, avait pris une odeur fétide, presque stercorale. Dans la nuit une diarrhée abondante se produit et le malade rend coup sur coup une assez grande quantité de liquide purulent. Le matin, nous le trouvons dans un grand état de faiblesse, obligé d'être constamment sur la chaise percée, et même à plusieurs reprises menacé de syncope. Le ventre s'est affaissé ; il ne se produit plus aucun écoulement par le tube. Evidemment la poche s'est ouverte dans l'intestin et je crois devoir retirer la sonde, fermer la plaie avec un pansement antiseptique et attendre les événements.

Le lendemain 27 et les jours suivants un mieux sensible s'est produit : l'orifice cutané ne donne plus aucun écoulement et finit par se cicatriser. Après avoir persisté quelques jours, la diarrhée cesse, pour faire place à une nouvelle issue du liquide par le trajet de la ponction. A ce moment mon intention bien arrêtée était de pratiquer une nouvelle ponction suivant le trajet de la première, et, cette fois, avec un trocart volumineux que j'avais fait venir de Paris, et qui devait me permettre d'évacuer sans peine les débris d'hydatides. Je ne faisais ainsi qu'ajouter l'usage du siphon aspirateur au procédé du gros trocart recommandé par Verneuil dans le traitement des kystes hydatiques. En raison de l'épaisseur du tissu du foie qu'il me faudrait traverser pour atteindre la poche purulente, je crus devoir réserver l'incision large pour le cas où je n'aurais pas réussi à l'aide de ce moyen.

Malheureusement, malgré mes instances et mes avertissements, le malade se trouvant beaucoup mieux, et se croyant même en voie de guérison, rassuré qu'il était par la petite quantité du liquide qui sortait par sa fistule, refusa de se soumettre à une nouvelle opération et sortit de l'hôpital le 4 décembre pour rentrer dans sa famille. J'ai su depuis qu'il avait succombé quinze jours après.

L'observation suivante, dont les détails m'ont été communiqués par mon collègue et ami M. le docteur L. D'Astros, qui a opéré et guéri ce malade, montre que l'abcès du foie peut s'accompagner d'une déformation du thorax comparable à la rétraction produite par une pleurésie ancienne.

Le malade dont il s'agit avait été soigné en ville pour une pleurésie chronique avec tuberculisation probable. C'est avec ce diagnostic qu'il fut envoyé à l'hôpital. Il fut le sujet d'un examen clinique dans un concours pour les hôpitaux, auquel j'assistais comme juge suppléant. Le diagnostic d'abcès du foie fut accepté par l'unanimité des membres du jury, et j'ajoute qu'il le fut aussi par les candidats distingués, aujourd'hui mes collègues, qui prenaient part à la lutte.

Obs. IX. — (Communiquée par M. D'Astros). — *Abcès du foie traité par l'incision et le drainage. — Guérison.*

L.... Ernest, 27 ans, commis, entré à l'Hôtel-Dieu, le 20 janvier 1886, salle des Grecs, n° 1, service de M. D'Astros. — *Antécédents héréditaires :* Père et mère bien portants, frère mort à 20 ans d'épuisement. *Antécédents personnels :* Pas d'alcoolisme, fièvres intermittentes en Afrique, il y a un an et demi, qui ont duré deux mois. Attaque de choléra en août 1885, il est malade pendant un mois. Fièvre typhoïde en septembre avec symptômes intestinaux et céphalalgie assez intense. A peine convalescent, il est pris de douleurs vives au dessous du sein droit et dans l'épaule droite; pas d'autres symptômes thoraciques, pas d'ictère, appétit conservé.

État actuel. — Amaigrissement très marqué ; fièvre continue avec sueurs abondantes surtout nocturnes, inappétence, soif vive, langue étalée et blanche ; un peu de diarrhée : matières séreuses et colorées, jamais de sang dans les selles ; pas de tympanisme. — L'examen de la poitrine montre une *déformation thoracique* très accentuée : incurvation notable du thorax du côté droit, avec déviation de la colonne vertébrale et saillie de la région de l'hypochondre droit. Les fausses côtes sont fortement déjetées en dehors. La palpation est douloureuse ; les douleurs s'irradient dans l'épaule droite et dans les lombes. A la percussion, au niveau de la ligne mamelonnaire, la matité commence à un travers de doigt au dessous du sein droit et s'étend jusqu'à quatre travers de doigt au dessous du rebord des fausses côtes. Elle occupe aussi la région épigastrique au dessous de l'appendice xyphoïde. — Pas de douleurs ni d'augmentation de volume de la rate. En arrière la matité remonte jusqu'à l'angle inférieur de l'omoplate. — Obscurité de la respiration à la partie inférieure, quelques frottements pleuraux, pas de souffles ni de râles, les sommets paraissent sains.

Le 25 janvier apparaissent des phénomènes aigus du côté de l'appareil respiratoire : toux, suffocation considérable, expectoration abondante, muqueuse d'abord, puis sanglante. L'auscultation fait entendre des bouffées de râles sous-crépitants fins à la base du poumon droit. Pendant la nuit l'expectoration mucuso-purulente est devenue très abondante et fortement colorée en rouge foncé. Le lendemain elle prend la couleur café au lait ; elle diminue de quantité dans la journée et les jours suivants. Le malade accuse une grande amertume dans la bouche. Sous-crépitants nombreux à la base du poumon droit, toux et dyspnée ; insomnie.

Le 30 janvier ponction avec l'aspirateur de Potain. — Huit jours après, large incision en arrière dans le dixième espace intercostal au niveau de la première ponction ; drain à demeure, injections antiseptiques, amélioration progressive et guérison complète à la sortie du malade un mois après. L'auscultation dénote les signes d'une induration persistante à la base du poumon droit : matité, souffle, augmentation des vibrations et retentissement de la voix. — Pendant les quinze derniers jours l'écoulement était séreux, peu abondant, jaune foncé, rappelant un peu la coloration de la bile.

Ces faits et d'autres plus nombreux que je pourrais citer montrent quelles peuvent être les principales causes d'erreur dans le diagnostic. Mais ils prouvent aussi, pour la plupart, qu'avec un examen méthodique et attentif, à l'aide d'une analyse suffisante de tous les signes, il est ordinairement possible de soupçonner et même d'affirmer l'existence d'une suppuration du foie. Le tableau varie, sans doute, avec chaque malade. Il faudra peser et analyser tous les symptômes et tenir compte même des signes négatifs.

Je n'ai pas l'intention de discuter ici le diagnostic différentiel de l'hépatite avec toutes les maladies qu'elle peut simuler. Je voudrais cependant signaler au premier rang, comme valeur clinique, le symptôme *douleur ;* et, en cela, je ne fais que confirmer l'opinion générale des auteurs. La douleur spontanée est très commune ; elle existait dans la moitié, au moins, des faits que j'ai observés. Son *irradiation à l'épaule droite* est plus rare, mais elle donne un cachet particulier à la sensation douloureuse et attire tout de suite l'attention du côté du foie. Elle était manifeste chez les sujets des observations VI et IX. — Chez un des malades que j'ai opérés (obs. XV), elle se reproduisait d'une façon caractéristique chaque fois que l'injection antiseptique distendait la poche purulente pendant les jours qui ont suivi l'opération.

Le *siège de la douleur* spontanée est généralement au niveau de l'hypochondre et son maximum est souvent en rapport avec l'abcès. Mais ici encore les irradiations douloureuses à l'épigastre, dans le flanc ou la fosse iliaque droite, voire même dans l'hypochondre gauche, peuvent devenir la cause de nombreuses erreurs. C'est pourquoi j'attache une beaucoup plus grande importance à la *douleur provoquée* comme signe de suppuration du parenchyme hépatique et surtout comme indiquant le point où va proéminer l'abcès, ou, tout au moins, celui où il est le plus rapproché de la peau. J'ai eu plus d'une fois l'occasion de vérifier l'importance de ce signe. Dans certains cas obscurs où le foie était à peine augmenté de volume, où il n'existait aucune trace de fluctuation ni d'œdème, la ponction, faite au niveau du point reconnu le plus sensible à la pression de l'indicateur, m'a toujours permis d'arriver d'emblée et du premier coup sur le foyer purulent. Mon collègue, M. le docteur D'Astros est arrivé de on côté à la même conclusion et confirme, en tous points, la valeur réelle de ce moyen de diagnostic qu'il faudra toujours rechercher.

L'œdème de la paroi abdominale présente également une certaine importance lorsqu'il est limité et qu'il siége à la partie antérieure. En arrière il a moins de valeur et n'est pas toujours en rapport avec le voisinage de l'abcès. De plus ce signe est bien tardif; il manque dans la plupart des cas. Lorsqu'il se montre, il indique ordinairement que la suppuration devient superficielle, et la *fluctuation* peut être alors perceptible. Mais ces deux symptômes sont loin de coexister toujours ; l'œdème existait les derniers jours sans fluctuation appréciable, chez le malade de mon observation I, au contraire la fluctuation était plus manifeste sans œdème de la paroi dans l'observation XV.

Autant il est commun de voir le diagnostic rendu difficile par l'absence de symptômes physiques du côté du foie, autant il est exceptionnel de voir un abcès de cet organe assez apparent, assez volumineux, assez nettement fluctuant pour simuler une *collection liquide de la vésicule biliaire ou de la paroi abdominale.* Le fait a cependant été signalé, et l'observation XV en est un bel exemple. Les caractères cliniques étaient tels, dans ce cas, et les symptômes généraux si peu accusés que je réservai mon diagnostic jusqu'après la ponction. Celle-ci, d'ailleurs, fut tout-à-fait démonstrative. La quantité et la qualité du pus, la profondeur à laquelle dù pénétrer le trocart, la douleur à l'épaule droite qui se produisait chaque fois que la canule venait à toucher la paroi supérieure de la poche, tous ces signes rapprochés des antécédents, de la marche ultérieure de la maladie, ne pouvaient me laisser aucun doute. Je renvoie pour la discussion de ce diagnostic différentiel aux détails de cette observation publiée dans le *Marseille-Médical* de 1885. La thèse de Dubain renferme une observation qui offrit, au point de vue du diagnostic, les mêmes caractères que celle dont je viens de parler. En voici un résumé très succinct :

Obs. X. (Empruntée à la thèse de Dubain) (1). — *Hépatite suppurée simulant un abcès de la paroi abdominale.*

Il s'agissait d'un homme de 28 ans, batelier à Bordeaux, n'ayant jamais voyagé dans les pays chauds. La maladie paraît avoir suivi une marche aiguë et avoir débuté à la suite de copieuses libations. Une tumeur volumineuse, lisse, arrondie, mate à la percussion et fluctuante, soulevait la paroi abdominale au niveau de la région épigastrique dans une étendue mesurant 19 centimètres dans le diamètre transversal et 10 dans le sens vertical, de l'appendice xyphoïde à l'ombilic. Le malade fut montré à MM. Denucé, Gintrac, Oré, Boursier, etc. Tous furent d'accord sur l'existence d'un abcès, mais la plupart le localisèrent dans le tissu cellulaire profond de la paroi abdominale. L'abcès fut ouvert par la potasse caustique. Le malade succomba, deux mois après le début, un mois après l'opération, par suite de la fétidité, de l'abondance de la suppuration et de la fièvre hectique, malgré les pansements répétés, les injections alcooliques et iodées. L'autopsie montra qu'il s'agissait bien d'un abcès du lobe gauche du foie. Un autre abcès volumineux occupait le lobe droit qui contenait en outre 4 ou 5 collections purulentes de moindre volume.

Sachs (2) (du Caire), a donné un signe dont j'ai pu vérifier l'exactitude lorsqu'il s'agit de différencier un abcès du foie d'avec une collection purulente extra-péritonéale des parois de l'abdomen. Il conseille d'enfoncer une aiguille dans le point fluctuant, en en laissant une assez longue portion libre à l'extérieur.

L'aiguille suit les mouvements respiratoires, si la poche est intra-hépatique ; elle reste immobile si l'abcès est extérieur. Ce n'est là, en somme, qu'un moyen de mettre mieux en évidence le signe connu de tous qui consiste à rechercher si la tumeur se déplace ou non dans les mouvements de la respiration. La canule de l'aspirateur a remplacé avantageusement l'aiguille dans le fait que j'ai eu sous les yeux. Tous les assistants ont pu voir les oscillations de la canule dessi-

(1) Dubain. *Thèse de Paris*, 1876, p. 27.
(2) *Gazette Hebdomadaire*, 1863, nº 14.

ner les mouvements respiratoires avec la régularité du levier des appareils enregistreurs.

Je crois devoir rappeler aussi les *caractères du pus hépatique* qui peuvent être assez nets pour faire reconnaître l'origine de la suppuration au moment d'une vomique ou à la suite de la ponction exploratrice. Le pus peut être blanc ou jaunâtre, épais et crémeux comme le pus phlegmoneux ordinaire. Plus souvent il offre une coloration foncée, rougeâtre, lie de vin, couleur chocolat ou café au lait, suivant la proportion de globules sanguins et de cellules hépatiques altérées qu'il contient. Cette coloration spéciale est celle que j'ai presque toujours rencontrée. Le pus hépatique est ordinairement épais, il contient en suspension des grumeaux plus ou moins volumineux formés de détritus du parenchyme. En général il est inodore ou bien présente l'odeur fade du pus ordinaire ; à moins que la paroi de la poche ne soit en contact ou au voisinage du gros intestin, auquel cas il peut acquérir une odeur stercorale très prononcée, sans qu'il y ait aucune perforation. Lorsque l'abcès est en communication avec l'extérieur par une fistule bronchique ou abdominale, ou à la suite de l'opération, si l'antisepsie n'est pas rigoureuse, la fermentation putride se développe, avec fétidité et production de gaz.

Au miroscope on découvre les éléments suivants : leucocytes nombreux plus ou moins altérés ou granuleux, corps granuleux, globules rouges en nombre variable, quelquefois fragmentés et méconnaissables, cellules hépatiques déformées infiltrées de graisse, cristaux variés, etc. J'ai constaté dans deux cas la présence d'un assez grand nombre de microbes sphériques ou bacillaires. J'ajoute que le pus examiné immédiatement après la ponction n'avait pas la moindre fétidité. La présence de micro-organismes se trouve mentionnée par plusieurs autres observateurs. Le fait n'est pourtant pas constant puisque Talamon n'a pas trouvé de microbes dans le pus du malade de Bouilly (1). Au contraire, Degenne en a découvert chez un opéré de Kirmisson (2).

(1) Obs. XI de la thèse de Caravias. Paris 1885.
(2) Kirmisson et Degenne, *Archives générales de médecine*, fév. 1876.

Il n'a pas été question jusqu'ici des autres données importantes du diagnostic, telles que la fièvre et les symptômes généraux, l'ictère, les signes fournis par l'examen des urines, les troubles digestifs et respiratoires, la marche et les terminaisons diverses, etc. Je n'ai rien à ajouter, sous ce rapport, à la description de tous les auteurs classiques. Je rappelle seulement, au point de vue spécial qui doit nous occuper, la marche ordinairement plus lente, plus insidieuse, plus souvent apyrétique de l'abcès du foie de nos climats.

Une fois la maladie reconnue, il serait très important, au point de vue du pronostic et surtout de l'intervention thérapeutique, de pouvoir en déterminer *le siége.* On a donné pour cela certaines indications dont nous examinerons brièvement la valeur.

Lorsque *l'abcès siége à la face convexe*, la douleur est plus vive, avec irradiation fréquente à l'épaule droite ; il y a souvent de la dyspnée et de la toux sèche, déjà connue de Galien sous le nom de toux hépatique ; congestion pulmonaire et pleurésie de voisinage fréquentes.

A la face concave les signes sont moins précis ; siége plus inférieur de la douleur (au dessous des fausses côtes); irradiations vers l'ombilic ; vers les lombes et le sacrum si la poche proémine du côté du bord postérieur ; dyspnée moins fréquente, ictère plus commun, d'après Dutrouleau.

Enfin dans le cas *d'abcès central*, douleur obtuse, signes plus obscurs ; décubitus dorsal et latéral indifférent, tandis que le décubitus gauche serait fort pénible aux malades, quand l'abcès occupe la face concave (Annesley et Dutrouleau).

Ces données classiques méritent certainement d'être prises en considération. Elles sont parfaitement rationnelles et paraissent conformes à la réalité des faits. Mais il ne faut pas se dissimuler qu'elles ne peuvent nous amener qu'à des probabilités en faveur du siége de l'abcès. Sur quoi se basent elles, en effet ? D'une part sur le siége et les irradiations de la douleur spontanée ; d'autre part, sur les lésions de propagation aux organes voisins : plèvres, poumons, voies billiaires, etc. Or il n'est pas rare d'observer des cas où l'on voit se développer dans le cours d'un abcès du foie une pneumonie ou une pleurésie sans rapport de contiguité avec la poche purulente.

Plus souvent il arrive que l'abcès, occupant la face convexe, refoule en bas tout l'organe et vient faire saillie au dessous des fausses côtes, sans avoir amené aucun retentissement de voisinage du côté du thorax. Tel est le cas que j'ai eu sous les yeux dans l'observation suivante.

Obs. XI. — *Abcès volumineux de la face convexe traité par la méthode du siphon ; mort par diarrhée incoercible.*

Alexandre L..., 32 ans, maçon, célibataire, né à Marseille, ayant toujours habité le midi de la France, entre une première fois dans mon service de l'hôpital du Pharo le 25 avril 1886. Il présente un état général vague assez mal défini : léger état fébrile, embarras gastrique, un peu de diarrhée, aucun autre symptôme de dothiénentérie. Sa surdité rend son interrogatoire difficile. Nous apprenons cependant que ces malaises sont survenus sans cause appréciable ; il ne boit pas et n'a pas d'antécédents paludéens ; il a toujours été bien portant jusque là. Le ventre n'a rien présenté de particulier à notre examen. Il ne reste que quelques jours à l'hôpital et sort amélioré le 29 avril.

Cet homme nous revient une quinzaine de jours après plus malade qu'auparavant. Sa diarrhée a empiré et est devenue de la dysenterie bien caractérisée : selles sanglantes, fréquentes, avec ténesme, mais seulement beaucoup plus copieuses que les selles dysentériques ordinaires. L'ipéca en infusion administré suivant la méthode de Delioux de Savignac, donne d'abord des résultats très satisfaisants pendant quelques jours ; puis le dévoiement recommence, mais les matières sont plutôt diarrhéiques. J'emploie successivement le régime lacté, les astringents divers, les opiacés, avec un succès variable, mais presque toujour momentané.

En même temps l'amaigrissement fait des progrès : je suis frappé du faciès particulier que prend ce malade, de son teint bistré, de ses traits tirés avec une expression de souffrance qui sollicite l'attention du côté du ventre. Le malade lui même ne se plaint de rien, mais en palpant l'hypochondre droit je détermine une sensation douloureuse assez vive au creux épigastrique, au défaut des côtes, et même en arrière dans la région lombaire. Je crois sentir également une rénitence particulière dans toute cette région, pas de fluctuation appréciable. La percussion ne donne pas des résultats très précis, à cause du tympanisme qui existe; elle permet cependant de conclure à l'augmentation de volume du foie qui déborde les fausses côtes. Vers la poitrine, la ligne de matité est aussi plus élevée, mais le développement de l'organe paraît s'être fait surtout du côté de l'abdomen. Les derniers espaces intercostaux sont élargis à droite ; l'inspection et la mensuration accusent une dilatation de la partie inférieure droite du thorax. L'auscultation ne nous indique rien de pathologique du côté du poumon et de la plèvre. Depuis quelques jours nous observons une fièvre subcontinue avec exacerbations irrégulières, frissons et sueurs.

L'ensemble de ces signes me fit regarder comme très probable l'existence d'une hépatite suppurée, et dès le lendemain, pour fixer le diagnostic, je pratiquai, au niveau du point qui me parut le plus douloureux à la pression, c'est à dire en avant, au dessous du rebord costal, à deux centimètres en dehors de la ligne médiane, une ponction avec le plus gros trocart de l'aspirateur de Potain. Je fus obligé d'enfoncer profondément le trocart et de traverser une assez grande épaisseur de tissu hépatique avant de pénétrer dans une poche assez vaste où ma canule était parfaitement libre. Le pus jaillit aussitôt, et nous pûmes en retirer 200 grammes environ ; les grumeaux finirent par boucher l'ouverture. C'était un liquide épais, de couleur lie de vin sale, contenant des globules de pus et des hématies altérées, des corps granuleux, beaucoup de noyaux libres, des cristaux, quelques cellules du foie encore reconnaissables, et de nombreuses granulations. La canule retirée, la piqûre fut fermée avec du collodion et le ventre immobilisé; traitement : lait en petite quantité, opium. Pas d'accidents consécutif ; il y eut même une amélioration des symptômes généraux et de la diarrhée. J'en profitai pour essayer, à l'aide de l'opium et du cachou, du tannin, etc., de tarir les sécrétions alvines et d'immobiliser temporairement l'intestin avant d'entreprendre la cure définitive de l'abcès.

J'employai ici encore le procédé du siphon déjà mis en œuvre chez d'autres malades et que je décrirai plus tard en détail.

Dans le cas actuel, je fis la ponction d'emblée sans aucune cautérisation préalable, à peu près au point où avait été pratiquée la ponction exploratrice. En raison de la profondeur de la poche, et pour éviter que l'abcès, en se rétractant une fois vidé, n'abandonnât l'extrémité de la canule métallique, je crus devoir la remplacer, séance tenante, par une sonde molle en caoutchouc rouge, aussi longue que possible et qui passait à frottement dans la lumière de la canule. C'est probablement à cette manœuvre et au suintement de quelques gouttes de pus dans la cavité abdominale, qu'il faut attribuer les symptômes péritonéaux qui se manifestèrent les jours suivants : douleur de ventre au voisinage de la ponction, faciès grippé, pouls petit, vomissements bilieux. Fort heureusement tous ces acccidents cédèrent à l'emploi de la glace et de l'opium à hautes doses, et nous pûmes continuer les lavages de la poche.

La quantité de pus, qui avait été de plus de deux litres le jour de l'opération, ne fut bientôt plus que de quelques centaines de grammes. Le ventre s'était creusé au niveau de l'épigastre et des fausses côtes, au point où existait une distension si manifeste avant la ponction. Le pus évacué contenait une grande quantité de grumeaux épais qui obstruaient quelquefois le calibre de la sonde; mais le jeu du siphon le rétablissait facilement. A certains jours il nous fut impossible d'évacuer la totalité du contenu de l'abcès ; l'écoulement s'arrêtait lorsque la poche était en grande partie vidée, et cela, en dehors de toute obstruction par des grumeaux. J'attribuai ce fait à ce que notre sonde ne plongeait pas jusqu'au fond de l'abcès, soit quelle fut trop courte, ou quelle se recroquevillât. Quoi qu'il en soit, il nous fut impossible de remédier à cet inconvénient, et l'autopsie démontra plus tard qu'il était dû à la direction courbe du trajet de la sonde entraînée en haut par le foie qui était remonté à la suite de la rétraction de la poche. Cette circonstance fut cause que l'abcès ne se vidait pas toujours entièrement et qu'à plusieurs reprises le pus avait fusé le long de la sonde maintenue fermée et avait imbibé les pièces du pansement. De là comme conséquence une certaine fétidité qui fut avantageusement combattue par des pansements répétés deux fois par jour.

Malgré ces divers contre-temps, l'état du malade s'était notablement amélioré et je gardais l'espoir de le voir guérir définitivement. Par malheur, la diarrhée n'avait jamais entièrement disparu. L'état local était bon au moment où je quittai le service le 30 juin, mais les forces ne revenaient pas. Il finit par succomber le 15 juillet au progrès du marasme et à la consomption entraînée par sa diarrhée rebelle.

A l'*autopsie*, l'abcès avait le volume du poing. Il se trouvait à la partie supéro-postérieure du foie, en contact avec le diaphragme. La partie correspondante de la plèvre était épaissie. Le trajet occupé par le drain traversait une partie de la face antéro-supérieure du foie et décrivait une forte courbure à concavité inférieure pour venir plonger dans le foyer en arrière. Il était évident que, l'abcès une fois vidé après la deuxième ponction, le foie, d'abord refoulé en bas, était remonté vers le diaphragme augmentant ainsi la longueur et la sinuosité du trajet et mettant obstacle à l'évacuation complète de la poche malgré l'aspiration. L'intestin était parsemé d'ulcérations à divers degrés, occupant surtout le colon. Adhérences péritonéales au niveau de la ponction et dans le voisinage.

Le cas suivant dont le diagnostic n'a offert aucune difficulté, se distingue par le peu de retentissement amené du côté des organes thoraciques par un vaste abcès de la partie convexe du foie.

OBS. XII. (Résumée). — (Communiquée par M. le Dr D'Astros).

M... Paul, 32 ans, né à Ajaccio, malade depuis le 29 mai. Il était en Egypte, professeur au collège de Lazaristes. Début brusque par un point de côté hépatique; pas de diarrhée ni de dysenterie antérieure; fièvre légère sans frisson, appétit diminué; un peu de gêne pour respirer. Il s'embarque le 27 juin pour rentrer en France, et aussitôt arrivé à Marseille, entre le 2 juillet 1882 à l'Hôtel-Dieu, salle Ducros, 1, dans le service de M. le professeur A. Fabre.

Antécédents: variole, il y a 4 ans, fièvre intermittente et excès alcooliques en Algérie. *Etat actuel:* foie augmenté de volume, très douloureux à la pression, dépassant en bas les fausses côtes; en haut, élévation de la ligne de matité; pas de douleur à l'épaule; pas d'augmentation de volume de la rate. Légère congestion pulmonaire à la base; pas de signes respiratoires fonctionnels; rien au cœur. Diminution de la quantité d'urine: 600 grammes par jour; diminution de l'urée: 9gr.,3 par 24 heures. Fièvre à exacerbations vespérales: 39°-38°. Décubitus dorsal; la station assise est pénible. Bientôt la fluctuation devient très nette au niveau des espaces intercostaux. Le 14 juillet ponction aspiratrice avec l'appareil de Potain dans le 7me espace intercostal droit en dehors de la ligne mamelonnaire. On retire 100 grammes de pus chocolat au lait. Le 16 juillet, sans que l'état général se soit aggravé, mort presque subite après le repas du soir, précédée de dyspnée intense avec efforts de vomissements.

Autopsie. Vaste abcès de la partie convexe du foie contenant deux litres de pus environ, ayant détruit les parties superficielles et s'avançant dans les espaces intercostaux. Adhérences péritonéales au-devant de l'abcès ; légères adhérences avec la plèvre diaphragmatique, pas de perforation. Points de congestion pulmonaire disséminés par places surtout à droite. Les autres organes sont sains.

OBS. XIII. — *Hépatite suppurée avec hypertrophie et et dégénérescence graisseuse du foie* (1).

M... Victor Paul, mécanicien, 25 ans, né à Marseille, était employé à bord d'un navire de l'Etat. En cette qualité, il fit la campagne navale du Tonkin et y contracta la dysenterie. Il dit avoir été soigné dans les hôpitaux de la marine l'année dernière pour une péritonite du côté droit, et quelque temps après, pour une fluxion de poitrine du même côté. Lorsqu'il est entré à l'Hôtel-Dieu, le 25 juillet 1886, salle Saint-Joseph, n° 6, il souffrait du foie depuis quelque temps, se plaignant d'une vive douleur à la partie inférieure droite du thorax avec endolorissement de tout l'hypochondre, ce qui rend la palpation difficile. Pas de fièvre cependant; la température prise régulièrement plusieurs jours de suite, n'a jamais dépassé 37°,5. Sous l'influence du repos, des ventouses, des cataplasmes, les phénomènes aigus se calmèrent et l'exploration de la région hépatique devint plus facile.

Au moment où je fus appelé, le 1er août, à suppléer M. le professeur Nicolas-Duranty, je trouvai ce malade avec un aspect cachectique et une teinte terreuse de la peau très accusée, sans ictère, pas trop amaigri cependant. L'épigastre et l'hypochondre droit sont encore un peu sensibles. Le foie déborde les fausses côtes de trois travers de doigt. Matité à la base du thorax du côté droit, obscurité de la respiration ; quelques frottements pleuraux dans la moitié inférieure de la poitrine. Pas d'œdème ni de changement de coloration de la peau au niveau du foie ; pas de fluctuation.

J'annonçais comme très probable l'existence d'un abcès du foie et je m'apprêtais à pratiquer une ponction exploratrice, lorsque

(1) J'ai pu suivre ce jeune homme pendant tout le cours de sa maladie, soit à l'Hôtel-Dieu soit à la Conception. J'ai eu aussi l'occasion de le voir dans sa famille pendant l'intervalle. La fin de l'observation et les détails de l'autopsie m'ont été obligeamment communiqués par mon excellent ami M. D'Astros.

subitement et sans symptômes prémonitoires, le 8 août, dans le courant de l'après-midi, notre malade eut une vomique abondante de pus couleur chocolat, mélangé de sang. Cette expectoration, après avoir persisté plusieurs jours, en diminuant d'abondance, finit par cesser complétement, en même temps que les symptômes douloureux reparaissaient à l'hypochondre. Je fis alors (17 août) au niveau du point le plus douloureux à la pression (9me espace intercostal en dehors de la ligne mamelonnaire) une ponction aspiratrice avec l'appareil de Potain. Je retirai un litre environ de pus chocolat analogue à celui qui avait été rendu par la bouche. Le malade, considérablement amélioré par cette opération et se croyant guéri, voulut sortir le 24 août, malgré nos instances.

Un mois après, sa famille me fit appeler en ville auprès de lui. Je trouvai son état notablement aggravé, ainsi que je lui avais prédit. Le pus s'était reproduit; le foie était beaucoup plus volumineux; il y avait de la diarrhée souvent mélangée de sang, de l'amaigrissement et de la fièvre. Les crachats purulents et fétides avaient reparu; en arrière et à droite la matité remontait jusqu'à l'épine de l'omoplate, avec absence de vibrations et obscurité.

Sur mes conseils, le malade rentra à l'hôpital comme pensionnaire, à la Conception, salle Saint-Paul, dans le service M. D'Astros. Il fut opéré par la méthode de la ponction avec canule à demeure et lavages au siphon pendant huit jours. Cet intervalle écoulé, voyant que la fièvre et les vomiqnes persistaient, M. D'Astros se détermina à ouvrir largement l'abcès avec toutes les précautions antiseptiques. Une première incision agrandit l'orifice de la ponction, située au défaut des côtes sur le rebord des cartilages intercostaux; le doigt introduit permit de sentir une sorte de dépression en doigt de gant dirigée vers la peau et qui correspondait à une zone de douleurs à la pression, bien limitée. ne dépassant pas la grandeur d'une pièce de cinq francs. C'est là que l'abcès était le plus superficiel, et c'est à ce niveau qu'avait été pratiquée la première ponction (9me espace intercostal). Une contr'ouverture fut faite en ce point et un drain fut établi. La fièvre vespérale et les vomiques disparurent; mais la diarrhée continua, devint sanguinolente et le malade mourut épuisé quelques jours après l'opération. L'autopsie montra que l'abcès était presque guéri.

Autopsie. Pas de péritonite; altérations profondes de la muqueuse du gros intestin; elle est épaissie, lardacée, grisâtre et présente des ulcérations par places. L'une d'elles au niveau du colon transverse, a même des tendances à la perforation. Estomac et reins normaux. La rate paraît saine et de grosseur moyenne. Le foie est très volumineux, graisseux, adhérent à la paroi ; il est isolé du tissu hépatique par une couche de tissu conjonctif épais et dense, qui pourrait faire croire, à première vue, à un abcès extra hépatique. Un examen plus complet montre que cette paroi est constituée par le tissu propre du foie condensé et fibreux. En haut, la limite est formée par le diaphragme adhérent et largement perforé. L'abcès est vide et ne renferme plus trace de pus. La partie inférieure du poumon droit est hépatisée et adhérente à la paroi costale et au diaphragme. Le poumon gauche est sain; le cœur est normal.

Nous devons conclure que ce jeune homme est mort bien plus par suite des lésions profondes et étendues de sa muqueuse intestinale, que de son abcès, qui était en voie de guérison. L'altération profonde du parenchyme hépatique et sa dégénérescence graisseuse ont dû également jouer un certain rôle dans la terminaison fatale.

L'exemple que je viens de citer nous prouve que l'hypertrophie, la dégénérescence du foie, ou un simple abaissement de l'organe peuvent donner le change sur le siége exact de l'abcès. Dans le cas précédent, les symptômes permettaient de conclure à l'existence d'un abcès de grand volume siégeant à la face convexe du foie et proéminent du côté du thorax. La grande étendue de la matité en arrière, la douleur spontanée en ce point (expliquée par la périhépatite et les adhérences trouvées à l'autopsie), l'élargissement des espaces intercostaux, rendaient probable aussi la saillie de la poche vers le bord postérieur du foie et la région lombaire. Seule, la douleur plus vive et limitée à la pression, nous détermina à intervenir par la partie antéro-externe. C'est là, en effet, que siégeait l'abcès, comme l'autopsie le démontra plus tard, tandis que la matité postérieure était constituée par le foie hypertrophié et graisseux.

Que conclure de ces considérations et des faits que j'ai cités à l'appui ? En premier lieu, que le diagnostic du siége précis de l'abcès du foie, possible dans certains cas, peut aussi présenter de grandes difficultés et de nombreuses causes d'erreur. En second lieu, que le meilleur signe de la présence du pus et du lieu d'élection de l'abcès est encore *la douleur limitée provoquée par la pression,* tout en tenant le plus grand compte des autres caractères cliniques énumérés plus haut.

Dès que le diagnostic d'abcès du foie sera posé, ou seulement probable d'après l'ensemble des symptômes, un moyen de contrôle certain reste à la disposition du praticien : c'est la *pontion aspiratrice.* Il ne faudra pas hésiter à l'employer, même dans les cas douteux. Si je m'en rapportais uniquement à ce que j'ai vu, je pourrais dire que toutes les fois qu'il y a eu doute, l'abcès existait, et la ponction venait en démontrer la réalité et le siége. Il faut chercher alors son lieu d'élection par une exploration méthodique des points douloureux et enfoncer à ce niveau le trocart capillaire de Potain ; presque toujours à une profondeur variable on rencontrera le pus et le diagnostic sera fait. On sera renseigné, en même temps, sur la profondeur de la poche, son siége, l'épaisseur du tissu qu'il faut traverser pour arriver jusqu'à elle, et enfin, si les grumeaux n'arrêtent pas l'évacuation, on pourra connaître le volume de l'abcès. Il suit de là que la ponction exploratrice n'est pas seulement une méthode de traitement, mais encore et surtout un merveilleux moyen de contrôler et de préciser un diagnostic souvent difficile ou douteux.

Il peut arriver que l'opération ne donne aucun résultat, que l'on ait fait, comme on dit, « une ponction blanche ». Séance tenante, il faut alors pratiquer dans un point différent une et même plusieurs ponctions exploratrices. Les expériences de Lavigerie (1), celles de la Société médicale d'Alexandrie et de nombreux faits cliniques ont démontré l'innocuité de ces ponctions, lors même qu'elles sont négatives. Dans une observation de Jaccoud, quinze ponctions pratiquées dans l'intérieur du foie n'avaient pas laissé de traces appréciables à l'autopsie. Il va sans dire que, pour se mettre à l'abri de tout accident, il ne faudra pas négliger de prendre toutes les précautions antiseptiques usitées en pareille circonstance.

(1) Lavigerie. — Thèse de Paris, 1866.

IV. — Traitement.

L'étude du traitement dit *médical* ne m'arrêtera pas longtemps. Je ne pourrais que répéter ce qui est connu de tous et décrit partout. Emissions sanguines locales, purgatifs, ipéca, mercuriaux, émollients et révulsifs, traitement des complications, de la dysenterie et de la fièvre, tels sont les moyens habituellement mis en œuvre contre l'hépatite au début. Mais si leur action est quelquefois efficace pour combattre les phénomènes inflammatoires, elle est bien problématique lorsque le pus est déjà formé. On a cité pourtant quelques cas où l'abcès aurait pu s'enkyster et demeurer stationnaire (obs. de Gallard, *clinique*, 1887, p. 250), d'autres même où le pus se serait résorbé spontanément, (obs. de Catteloup, de Dutrouleau, de Morehead). En admettant que ces faits soient probants, ils n'en constituent pas moins une rareté, et toutes les fois que le présence du pus aura été constatée à la suite d'une hépatite, nous devrons être prêts à intervenir sans perdre du temps à tenter une guérison spontanée le plus souvent impossible. C'est pourquoi mon but est de passer en revue les diverses méthodes proposées pour le traitement des abcès du foie, et de faire connaître le procédé spécial que j'ai employé chez un certain nombre de malades.

Au début de cette étude il convient d'examiner tout d'abord si *l'intervention active doit faire la règle* dans les abcès du foie.

Il semble que la réponse est facile à donner si l'on tient compte de la gravité bien connue de cette maladie. Et pourtant des médecins fort autorisés, tels que Morehead, Budd, Mac-Léan, inspecteur-général du service sanitaire aux Indes, repoussent l'opération et s'en remettent à la nature du soin de la guérison. Ils se basent sur la terminaison heureuse de certains cas abandonnés à eux-mêmes et sur le danger de l'intervention qui expose à la péritonite, à la septicémie, ou à l'inflammation du tissu hépatique traversé par les instruments.

Je ne m'attacherai pas à faire justice de ces objections, bien des fois victorieusement réfutées. La statistique suffit pour démontrer la fausseté de cette opinion aujourd'hui unanimement condamnée.

Le pus hépatique tend à se faire jour par trois voies principales : la voie broncho-pulmonaire, la paroi abdominale, la voie des organes digestifs. Dans cette dernière hypothèse, il n'est pas indispensable, pour que l'opération soit possible, que l'abcès vienne prendre contact avec la paroi thoraco-abdominale. Elle est plus facile et elle trouve mieux son indication lorsque le liquide se porte vers la partie antérieure ou postérieure de l'abdomen, ou bien vers le diaphragme et la base de la poitrine. Enfin l'abcès peut demeurer central, inclus dans le parenchyme hépatique, où les signes rationnels et la ponction exploratrice pourront seuls le faire découvrir. Ces abcès parenchymateux souvent multiples étaient ordinairement méconnus ou regardés comme inopérables. Aujourd'hui, grâce aux appareils aspirateurs, il est possible de les diagnostiquer et quelquefois de les traiter avec succès. Stromeyer-Little n'hésite pas à inciser le tissu du foie pour aller à leur recherche guidé par la canule de l'aspirateur.

Doit-on s'abstenir si l'on soupçonne des *abcès multiples ?* Je ne crois pas que ce soit une raison suffisante. Car, d'un côté, il est rarement possible d'avoir des renseignements positifs à ce sujet ; et d'autre part, même dans ce cas, il est toujours indiqué de tenter la guérison de la poche la plus volumineuse, la plus apparente, sauf à employer plus tard le même traitement pour les autres, si on arrive à les reconnaître.

La multiplicité des abcès est signalée dans plusieurs des observations que j'ai rapportées plus haut. Leur diagnostic n'a jamais été fait qu'à l'autopsie. Peut être pourrait-on les soupçonner en présence de la continuation des accidents dans le cours du traitement ; une nouvelle ponction aspiratrice pourrait les déceler. Je parle ici, bien entendu, des abcès consécutifs à l'hépatite des pays chauds ou à la dysenterie de nos climats et non des suppurations disséminées que l'on rencontre dans l'infection purulente et dans certaines affections du foie.

A quel moment faut-il opérer? C'est là une question pratique importante à résoudre. Il faut bien l'avouer, généralement on opère trop tard, soit à cause de la difficulté du diagnostic, soit à cause de l'hésitation du médecin.

Certains auteurs tels que Budd, Morehead, Frerichs et même Sachs (du Caire) n'admettent l'opération que lorsque l'abcès se dirige vers la paroi thoracique ou abdominale, et attendent, pour intervenir, l'apparition de l'œdème ou au moins la sensation nette de fluctuation. Ce serait s'exposer à arriver souvent trop tard comme le faisait déjà remarquer Boyer et, après lui Haspel (1).

Il faudra donc, toutes les fois qu'on soupçonne une hépatite suppurée, surveiller attentivement les symptômes généraux et locaux, examiner avec soin les espaces intercostaux, l'hypochondre, et ne pas hésiter à s'éclairer à l'aide d'une ponction exploratrice avec les appareils de Dieulafoy ou de Potain.

Mais si l'intervention a d'autant plus de chances favorables qu'elle est plus précoce, la prudence défend d'agir avec trop de précipitation, avant que le pus soit entièrement collecté. Par contre l'on ne devra pas se laisser arrêter par la période avancée de la maladie, par la fièvre hectique et la gravité de l'état général. On a vu guérir après l'opération des sujets arrivés au dernier degré du marasme.

Le *lieu d'élection* pour l'ouverture artificielle de l'abcès du foie ne peut pas être déterminé à l'avance. Il variera suivant le siége de l'abcès, l'endroit où il se rapproche le plus de la surface, et enfin les rapports des parties voisines. Il est d'usage de ponctionner ou d'inciser sur le point le plus saillant de la tumeur, tantôt dans un espace intercostal, tantôt dans la paroi abdominale. On devra tenir compte du retrait ultérieur de la poche et opérer de façon à ce que le trajet fistuleux ne soit pas trop oblique et ne fasse pas obstacle au libre écoulement du pus. J'ai signalé plus haut la douleur limitée comme un bon signe du siége superficiel de l'abcès.

(1) Traitement des abcès du foie. *Gazette médicale de Paris*. 1846, p. 897, 915, 932.

Lorsque la poche est assez volumineuse, que l'on est assez bien renseigné sur sa situation pour pouvoir choisir le lieu de son ouverture, il ne faudra pas toujours préférer le point le plus déclive d'après la règle habituellement suivie en médecine opératoire. Cette recommandation n'est pas sans importance ; elle s'appuie sur deux raisons qu'il est bon de connaître. La première s'applique seulement aux abcès de la face inférieure du foie ; c'est la seule qui soit mentionnée par les auteurs. Le foie tuméfié, entraîné par la pesanteur, remonte après l'opération et risque de déchirer les adhérences déjà formées.

Le second motif intéresse surtout les opérateurs qui emploient la méthode des ponctions sans adhérences préalables. Dans ce cas je crois qu'il sera bon de ponctionner aussi haut que possible pour éviter le suintement du pus le long de la canule et l'épanchement péritonéal. En outre, il est indiqué également de faire coucher le malade sur le côté opposé à la ponction comme cela se pratique pour éviter une fistule après la paracentèse. En même temps le ventre et la masse intestinale seront immobilisés. Je sais bien que le lieu élevé de la ponction sera une condition défavorable pour l'évacuation du pus ; mais cet inconvénient, sérieux avec les procédés ordinaires, disparaît si l'on fait usage de l'aspiration.

Méthodes de traitement. — Afin d'apprécier avec plus de connaissance de cause la valeur des diverses méthodes, leurs avantages et leurs inconvénients, il est bon d'établir quels sont les dangers de l'intervention et les causes d'insuccès. Or, de l'aveu de tous, ces causes sont de deux ordres :

1° La pénétration du liquide dans le péritoine ;

2° Les accidents consécutifs à l'altération du pus et à la suppuration prolongée. En d'autres termes, l'opéré est surtout exposé à mourir de péritonite ou de septicémie.

La plupart des méthodes opératoires dirigées contre les abcès du foie, ont pour objectif de prévenir le premier de ces dangers. L'une d'elles, au contraire, affecte de ne pas se préoccuper du péritoine pour viser uniquement à l'antisepsie.

Voyons comment chacun de ces divers procédés lents ou rapides arrive à remplir ces deux indications capitales.

I° Procédés lents. — Je ne parlerai que pour mémoire des *procédés de Graves* et *de Begin* aujourd'hui à peu près entièrement abandonnés. Le premier incise la paroi abdominale jusqu'au péritoine exclusivement, bourre la plaie de charpie et attend la formation des adhérences pour évacuer l'abcès. Le second, arrivé par une incision jusque sur le péritoine, le divisait sur la sonde cannelée, perçait l'abcès en cas d'adhérences, et dans le cas contraire pansait à plat. Les jours suivants la poche purulente s'engageait dans la plaie et s'ouvrait spontanément. Dans ces deux modes d'intervention les chances de péritonite sont considérables, particulièrement dans celui de Bégin. Ils étaient donc justement délaissés. Les progrès de la chirurgie contemporaine ont remis en honneur l'opération de Bégin, et l'incision en deux temps est préconisée par Volkmann comme le meilleur mode de traitement des kystes hydatiques du foie.

Mac-Lean pratiquait au niveau de l'abcès une série de mouchetures que l'on obturait ensuite avec du collodion. Il prétendait ainsi imiter la nature en évacuant le pus par une série de fistules cutanées. C'est là une pratique détestable qui n'a été employée, je crois, que par son auteur.

L'acupuncture, préconisée par Trousseau, est également condamnée. Je l'ai vu employer cependant avec quelque avantage dans une circonstance spéciale. C'était à l'Hôtel-Dieu de Marseille, dans le service de clinique de mon éminent et bien regretté maître A. Fabre. A la suite de l'application de la méthode de Récamier une péritonite localisée s'était produite. On entendait distinctement à l'auscultation le frottement produit par les deux feuillets péritonéaux rugueux et couverts d'exsudats, mais l'adhérence n'était pas suffisante. Cette circonstance résultait évidemment de la mobilité du foie ; dès lors M. Fabre crut pouvoir, sans danger, à l'aide de l'acupuncture, fixer l'organe et l'abcès à la paroi et favoriser ainsi la soudure des deux feuillets séreux.

L'évènement lui donna raison ; les adhérences s'établirent. L'abcès fut ouvert par incision. Des injections et un pansement antiseptique furent appliqués. Malheureusement, malgré les soins donnés aux pansements et le traitement général, le sujet, qui était dans un marasme assez prononcé, succomba vingt-cinq jours plus tard à l'épuisement et à la septicémie. L'autopsie démontra l'existence des adhérences au niveau de l'orifice cutané. Il y avait un abcès central volumineux sur lequel avait porté l'opération et trois petits abcès à peu de distance du premier (1).

Parmi les méthodes qui réclament un certain délai et s'attachent à favoriser les adhérences, la *méthode de Récamier* est de toutes la moins dangereuse, sans contredit, et celle qui a donné le plus de succès. La grande faveur dont elle a joui s'explique par son innocuité relative et la facilité d'exécution qui la met à la portée de tous. Aussi conserve-t-elle la préférence de plusieurs médecins, en France surtout. Cette méthode a donné un nombre respectable de guérison et mérite certainement d'être classée parmi les procédés de choix.

Cependant deux reproches peuvent lui être adressées. La douleur continue et répétée qu'elle provoque n'est pas sans inconvénients pour l'état général d'un malade déjà épuisé par la suppuration, souvent par la dysenterie ou la cachexie

(1) Cette observation a été communiquée par M. Fabre à la Société médico-chirurgicale des hôpitaux de Marseille dans la séance du 1er mai 1883. Je dois à l'obligeance de M. d'Astros, alors chef de clinique de M. Fabre, la relation détaillée de ce fait, dont je transcris ici seulement les traits les plus saillants.

OBS, XIV, *Abcès du foie suite de dysenterie de nos climats*. — Baptistin I..., 37 ans, journalier, né à Nice, entré le 23 février 1883, salle Ducros, 21, décédé le 30 mars. — Abcès du foie volumineux, sans fluctuation ; épanchement pleurétique à droite. Quantité d'urine : 250 grammes. — Urée en 24 h. : 8 gr, 2. Ponction aspiratrice au point le plus saillant, en avant sous les fausses côtes. Application de pâte de Vienne; huit jours après, frottements péritonéaux, acupuncture. Le lendemain incision de l'eschare au bistouri : évacuation de 5 litres et demi de liquide couleur chocolat ; injections antiseptiques, pansement de Lister, double drain. Amélioration temporaire, puis diarrhée persistante et mort dans le marasme.

des pays chauds. Elle augmente les troubles digestifs et trouble le sommeil.

Mais l'inconvénient capital de cette méthode, c'est sa lenteur. Il ne faut pas moins de dix à quinze jours, quelquefois de trois semaines pour que l'application du caustique (potasse, pâte de Vienne, caustique de Canquoin) ait pénétré jusqu'à la paroi de l'abcès. Or, c'est là plus de temps qu'il n'en faut pour que l'abcès se soit ouvert dans un viscère, dans la poitrine ou dans le péritoine, que le pus ait entièrement détruit le parenchyme hépatique, et enfin pour que le malade ait succombé au marasme et à la fièvre de suppuration. Ce n'est pas tout : alors même que ce premier danger est conjuré, une fois l'abcès ouvert et évacué. l'on aura à redouter tous les inconvénients de la suppuration prolongée dans une vaste poche anfractueuse, exposée à l'air, où l'antisepsie est difficile à faire d'une manière complète. Aujourd'hui, au moyen des injections détersives antiseptiques, nous sommes mieux armés contre les accidents graves des plaies.

A ce propos il estcurieux de signaler la réserve qui existait à une certaine époque à l'égard des injections pratiquées dans le foyer des abcès hépatiques. Dans son mémoire sur la dysenterie des pays chauds cité par Haspel, Cattel, médecin en chef de la marine, déclare qu'il s'abstient de faire des injections ; « j'ai vu, dit-il, tous les malades auxquels j'avais fait cette injection succomber. » Morand, de son côté, ne faisait que des injections très ménagées, « car, en général, il n'en faut point faire dans les viscères dont le tissu lâche est capable de s'abreuver aisément et de retenir les liqueurs injectées. » Haspel, se conformant à cette pratique, traitait les abcès du foie par la méthode Récamier mais sans faire d'injections dans le foyer.

De nos jours, au contraire, c'est par de minutieux et fréquents lavages que l'on s'attache à prévenir les complications qui accompagnent si souvent l'ouverture large des abcès hépatiques ; encore faut-il avouer que l'on n'y réussit pas toujours. C'est ainsi que dans un grand nombre d'observations, et j'en ai été témoin plus d'une fois, l'intervention semble avoir été efficace pendant les premiers jours. Mais bientôt le pus s'altère, l'état général s'aggrave et 15 ou 30 jours et plus, après l'ouverture de l'abcès, le malade est emporté par la septicémie.

Sans doute la méthode de Récamier ne doit pas être rendue responsable des accidents de la dernière période; mais il n'en est pas moins vrai qu'elle remplit une seule des conditions que nous avons posées : celle de favoriser les adhérences péritonéales.

Et encore la remplit-elle complètement ? C'est là un point encore discuté. Beaucoup de personnes en doutent, et pour ma part, je n'en suis pas bien convaincu. Je crois que l'application des caustiques suivant la méthode de Récamier peut déterminer une péritonite partielle et des adhérences localisées. Je crois même que ces adhérences sont fréquentes mais qu'elles ne sont pas constantes. La mobilité du foie est un obstacle à leur formation. Ce fait était bien manifeste dans le cas de M. Fabre rapporté plus haut, où l'existence de frottements péritonéaux démontrait l'absence de soudure des deux feuillets de la séreuse. On a cité plus d'une observation où la méthode de Récamier avait été impuissante à établir des adhérences solides. Je rappelle seulement les faits bien connus de Dolbeau (th. Paris 1856 (obs. I), et de Leudet (*Soc. de chirurgie*, 1859), cités par Gallard (*Clinique*, p. 323). Mon excellent confrère et ami le docteur Maurel, dans sa thèse sur les abcès du foie, rapporte un cas dans lequel, après plusieurs applications réitérées de caustiques, on crut pouvoir pratiquer l'incision et il se trouva que le foie n'adhérait pas à la paroi abdominale.

De plus les adhérences produites peuvent se rompre par suite du retrait de la poche et un épanchement intrapéritonéal peut se produire.

On est allé jusqu'à reprocher à ce procédé d'entraver la rétraction et la cicatrisation de l'abcès lorsqu'il existe des adhérences trop étendues. Boinet a formulé cette opinion qui est fondée jusqu'à un certain point. Mais il ne faudrait pas, dans le but d'obtenir une guérison plus rapide, renoncer à la sécurité que donne l'établissement d'adhérences préalables. La meilleure méthode serait celle qui, en limitant la soudure des feuillets séreux à l'étendue la plus restreinte, tendra en outre à favoriser la diminution de capacité de l'abcès et sa cicatrisation.

La canule à demeure me paraît réaliser la première indication; l'aspiration répond à la seconde.

II. Parmi les PROCÉDÉS RAPIDES du traitement des abcès du foie, l'un des plus usités est connu sous le nom de *procédé de Cambay ou de Cameron.* Il consiste à ponctionner l'abcès avec un gros trocart. La canule est laissée à demeure pour déterminer des adhérences; après quoi elle peut être sans danger remplacée par un gros drain qui sert à faire dans la cavité des injections détersives. Tel est le *modus faciendi* général auquel on n'a apporté que de légères modifications.

Sachs (du Caire) incise préalablement les téguments dans le point où doit porter la piqûre, afin d'éviter l'invagination de la peau et de diminuer la réaction qui se produit toujours autour de la canule à demeure. De Castro et le docteur Forné, médecin de la marine, ont imaginé chacun un trocart spécial destiné à amener le pus à l'extérieur dès que le poinçon a pénétré jusqu'à l'abcès. L'utilité de ces instruments est contestable. Le diagnostic d'exploration pourra en tirer parti plutôt que la thérapeutique proprement dite.

Le procédé de Cambay était très employé dans les pays chauds avant la méthode de Little. Je me réserve de discuter plus tard ses avantages et ses inconvénients. Il me suffira de dire que je regarde la ponction comme une méthode de choix, à la condition de lui faire subir les modifications dont je donnerai plus loin les détails.

Tel qu'on le décrit et qu'on l'emploie encore aujourd'hui, le procédé de Cambay diffère quelque peu du mode opératoire exposé par son auteur.

Bien peu des médecins qui ont écrit sur le traitement des abcès du foie ont rappelé la pratique primitive de Cambay. Ce médecin militaire français, qui exerçait en Algérie, consacre cinq pages de son *Traité des maladies des pays chauds* (1) au traitement des abcès du foie consécutifs à la dysenterie. Il préconise le procédé suivant qu'il dit avoir employé le premier dans trois cas. Il fait la ponction avec un trocart ordinaire avant ou après l'application d'un morceau de potasse caustique, et retire le trocart et la canule une fois le pus évacué. Si l'abcès est situé profondément ou si l'on craint qu'il n'y ait pas encore d'adhérences, il conseille le procédé de Bégin ; puis après avoir attendu trois jours la formation des adhérences, il propose de faire une ponction, au lieu du bistouri, avec le trocart dont le poinçon serait entouré d'une canule en gomme élastique laissée en place après avoir fait couler le pus, et dont on boucherait l'orifice, après l'opération, avec un petit morceau de bois. La canule assujettie par des liens, on réunirait l'incision avec du diachylon ou des points de suture afin d'empêcher l'air de pénétrer dans la cavité séreuse ou dans le foyer purulent. On déboucherait chaque jour la canule pour faire écouler le pus en pressant la poitrine et l'abdomen afin de vider progressivement le foyer. Elle pourrait en outre servir à faire des injections médicamenteuses susceptibles de favoriser la cicatrisation.

Il est à remarquer que Cambay n'a fait que proposer mais n'a jamais employé le mode opératoire que je viens de rapporter. Les trois ponctions qu'il a faites et qu'il mentionne ont été pratiquées avec le trocart ordinaire, mais la canule n'a pas été laissée à demeure. Voici d'ailleurs les résultats obtenus, d'après les propres paroles de l'auteur :

« Les trois malades ont été soulagés et leur existence prolongée pendant plusieurs semaines. Tout porte à croire qu'ils seraient morts plus tôt si nous n'avions pas pratiqué notre opération. »

Je ne fais que mentionner l'*opération de Horner*, qui incisait la paroi abdominale couche par couche et suturait le foie à la paroi avant d'ouvrir l'abcès. Ce procédé, imité du mode opératoire employé pour l'anus artificiel, est détestable à

(1) Paris, 1847.

cause de la friabilité du parenchyme hépatique qui est coupé par le fil. En outre, la suture est incapable de prévenir le suintement du pus et par cela même expose à la péritonite. Appliqué aux kystes hydatiques du foie par Lindeman, Sanger et d'autres opérateurs après eux, ce mode opératoire a donné des résultats beaucoup plus encourageants (1).

La *ponction aspiratrice* à l'aide des appareils perfectionnés de Dieulafoy et de Potain fut un grand progrès dans le traitement de l'hépatite suppurée. D'une part, il fut possible de poser de bonne heure un diagnostic exact et de préciser le siége de la collection purulente ; d'autre part on possédait un moyen simple d'évacuer l'abcès sans grand danger pour le malade. Aussi l'emploi de la ponction aspiratrice s'est-il rapidement généralisé.

Il ne faut pourtant pas se faire d'illusions sur la valeur de cette méthode au point de vue du résultat définitif. Excellent moyen d'exploration, elle n'a ordinairement qu'une action palliative. La fine canule de l'aspirateur ne permet pas d'évacuer entièrement l'abcès. Les grumeaux, les lambeaux, de tissu mortifié séjournent au fond de la poche incomplètement vidée et le pus se reproduit à peu près fatalement. On comprend sans peine que le résultat soit ici moins favorable que dans les cas de kystes hydatiques, où la ponction aspiratrice a fourni un certain nombre de guérisons complètes. Malgré quelques observations publiées d'abcès du foie traités avec succès par ce procédé (2), il est prudent de recourir à des méthodes plus radicales et plus efficaces.

La *méthode de l'incision* directe des abcès du foie, la plus expéditive, mais aussi réputée la plus dangereuse, n'est pas

(1) Voir à ce sujet les discussions à la Société de Chirurgie sur le *Traitement des kystes hydatiques du foie*, et POULET, (*Revue de Chirurgie*, 1886, p, 441.)

(2) Outre l'observation de Moutard Martin citée par Dieulafoy (*Traité de l'aspiration*, Francoz (thèse de Paris, 1873) en rapporte deux cas ; j'en ai trouvé depuis trois autres publiés par des auteurs anglais dans *The Lancet* (1877 et 1879) et dans *The Dublin journal of medical science*, (juin 1881).

de date récente. Plus d'une fois, à la suite d'erreurs de diagnostic, ces abcès ont été ouverts au bistouri. Les nègres du Soudan, d'après le Dr Oré, s'ouvrent eux-mêmes sans beaucoup d'embarras les abcès du foie à l'aide d'un instrument à double tranchant expressément fait pour cet usage et nommé *chotal* (1). La pratique des empiriques nègres du Sénégal est beaucoup plus rationnelle. Ils promènent un fer rouge sur un point de la région hépatique dans le but de déterminer des adhérences ; puis au bout de plusieurs jours ils débrident largement avec un couteau (2). — Lorsque l'abcès était volumineux, que la région abdominale était rouge et saillante, la fluctuation évidente, Dutrouleau et avec lui plusieurs médecins de la marine n'hésitaient pas à pratiquer une large incision.

Stromeyer-Little (de Shang-Haï) suivait la pratique de Dutrouleau. Il n'avait jamais eu à déplorer de péritonite, mais à l'amélioration passagère qui suivait l'opération il ne tardait pas à voir succéder une altération du pus, des phénomènes généraux et la mort par infection purulente ou par fièvre hectique. Sur vingt cas traités par l'incision directe ou par les autres procédés, il n'avait eu qu'un seul succès. C'est alors qu'il eut l'idée d'appliquer le pansement de Lister au traitement des abcès du foie par incision, et qu'il eut la satisfaction de voir guérir, par cette méthode, les cinq malades qu'il opéra successivement, sans un seul revers.

Parmi ses opérés se trouvait un médecin de la marine française, M. Ayme, qui devint un des ardents propagateurs de la nouvelle méthode. M. J. Rochard la fit connaître à la tribune de l'Académie de Médecine, en 1880 (3). Les observations furent publiées dans les *Archives de médecine navale* de la même année (4), et depuis cette époque tous les travaux relatifs aux

(1) Long, thèse de Montpellier, 1884, n° 34, p. 37.

(2) Bordier, *Traitement des abcès du foie au Sénégal*, Journal de thérapeutique, 25 novembre 1880, p. 852.

(3) *Bulletin de l'Académie de Médecine*, 26 oct. 1880.

(4) Note sur le traitement des abcès du foie à l'hôpital de Shang-Haï, par Stromeyer Little et Ayme. Archives de médecine navale, t. XXXIV, 1880, p. 525.

abcès du foie et à leur traitement réservent une place d'honneur à la *Méthode de l'incision antiseptique* (1). Avant la publication des succès de Stromeyer-Little, plusieurs opérateurs avaient déjà employé cette méthode : Caravias (2) cite six observations antérieures à celle du médecin anglais.

Depuis, un certain nombre de faits nouveaux sont venus s'y ajouter et témoignent presque tous en faveur de ce traitement. Caravias a réuni quarante observations de traitement par l'incision antiseptique, avec trente-une guérisons et neuf décès dont deux seulement, d'après lui, seraient imputables à l'opération (3).

Ces chiffres, quoique des plus favorables au nouveau procédé, me paraissent encore insuffisants pour permettre un jugement définitif. Il est permis d'espérer que plus tard une statistique sérieuse, basée sur un nombre imposant d'observations, viendra contrôler et confirmer, s'il y a lieu, les brillants résultats du début. Malheureusement il est à craindre que tous les insuccès ne soient pas connus ; c'est ce qui doit toujours mettre en garde contre les données de la statistique.

Un pareil procédé, qui ne se préoccupait nullement du danger de la péritonite et de la nécessité d'assurer des adhérences préalables, venait heurter de front toutes les idées reçues. Aussi fut-il vivement discuté en France, et même en Allemagne. Cependant la grande confiance qu'inspirait le pansement de Lister, les merveilleux résultats obtenus par la chirurgie abdominale et surtout les faits cliniques apportés à l'appui ont fini par faire accepter cette méthode de la plupart

(1) Voir les thèses de A. Maurel, (Paris, 1881) ; Rousse, (Montpellier, 1883, nº 6) ; Riou-Kerangal, A. Py, Long, (Montpellier, 1884, nºs 25, 31, 34.)

(2) Caravias, thèse de Paris, 1885.

(3) M. le docteur Mabbaux, médecin-major de 1re classe de l'armée, a présenté pour le prix Laborie de 1887, à la Société de chirurgie, un mémoire intitulé : *Traitement des abcès du foie par la méthode de Little*, qui a obtenu un encouragement de 300 fr. Je n'ai pas pu avoir connaissance de ce travail, mais je ne doute pas que ses conclusions ne soient en faveur de la méthode que M. Rochard, à la tribune de l'Académie, vient de recommander de nouveau à l'attention de tous les médecins. (Acad. de Médecine, 22 fév. 1887.)

des médecins. Volkmaun, en Allemagne, s'en fitle défenseur et préconisa l'incision antiseptique pour le traitement des kystes hydatiques du foie, de même qu'il l'appliqua à la cure de l'hydrocèle.

Pour expliquer les succès obtenus par cette méthode, il faut admettre évidemment qu'il existe dans la grande majorité des cas, des adhérences péritonéales au devant des abcès du foie. Or, nous ne possédons à ce sujet que des affirmations souvent contradictoires et des documents insuffisants pour établir la proportion relative des abcès hépatiques accompagnés ou non d'adhérences. A cet égard, je puis rapporter un certain nombre de faits indiscutables, pour prouver qu'elles sont loin d'être constantes.

Telle est l'observation de Véron, présentée par M. Villemin à l'Académie de Médecine, dans la séance du 24 octobre 1882.

Un vaste abcès du foie, opéré par la méthode de Little, à l'aide du thermo-cautère fut suivi de mort, trois jours aprés l'opération, par péritonite suraiguë, suite du défaut d'ahérences péritonéales constaté à l'autopsie.

Dans l'observation de M. Fabre, citée plus haut, les frottements péritonéaux, constatés dans le cours de l'application des caustiques, prouvent bien que la tumeur ne faisait pas corps avec la paroi, et l'autopsie permît de constater que les adhérences siégeaient sur une surface peu étendue, en rapport avec l'incision.

Je puis rappeler aussi une observation personnelle, citée au début de ce travail, (obs. 1). A l'autopsie d'un vaste abcès du lobe droit du foie, je ne trouvai pas traces de péritonite ni d'adhérences anciennes ou récentes au niveau de la poche qui contenait plus d'un litre de pus et dont les parois étaient formées par le tissu hépatique sclérosé. L'absence d'adhérences était d'autant plus remarquable ici que, la veille de la mort du malade, l'apparition d'un œdème limité au niveau de la région hépatique avait permis de diagnostiquer l'abcès. Malheureusement le sujet succomba, quatre jours seulement après son entrée, avant que l'on ait eu le temps d'intervenir activement. Mais si, dans ce cas, rassurés sur la présence des adhérences par l'œdème sous cutané et la douleur vive qui existait, nous avions opéré suivant la méthode de Little, notre malade eût été exposé aux chances redoutables d'une péritonite par épanchement.

J'emprunte un dernier fait à la thèse du docteur Bernard. Un abcès du foie avait été reconnu chez un sujet arrivant du Sénégal. Trois jours après son entrée, en se levant pour aller à la garde-robe, le malade est pris d'un frisson violent avec vomissements bilieux : hoquet, facies grippé, etc., et meurt dans la journée. L'autopsie démontre l'existence d'un abcès énorme, occupant la face concave du foie, ayant ulcéré la capsule de Glisson. Un pus verdâtre est épanché dans la cavité péritonéale. Il n'y a point de traces de péritonite ancienne ; le foie n'a contracté aucune adhérence, ni par ses faces, ni par ses bords.

Je pourrais trouver dans les auteurs plus d'un exemple analogue ; mais ces quelques faits suffisent, je crois, à établir qu'il ne faut pas compter absolument sur l'existence des adhérences, même dans les cas qui peuvent paraître les plus favorables à cette hypothèse.

C'est pourquoi la méthode de Stromeyer-Little et des médecins de Shang-Haï n'est pas toujours exempte de dangers. Elle remplit complètement la seconde des indications posées au début, par l'application méthodique du pansement de Lister, mais elle expose à de graves accidents s'il n'y a pas eu de péritonite adhésive. Or, il est jusqu'à ce jour impossible d'établir cliniquement si oui ou non des adhérences existent. On peut les soupçonner, on peut même les considérer comme probables dans certaines circonstances (marche aiguë, douleur spontanée et limitée à la pression, œdème sous-cutané, etc.), mais il n'existe aucun symptôme, aucun groupe de signes suffisant pour les affirmer.

Cette inconnue toujours menaçante est capable d'arrêter plus d'une fois la main de l'opérateur. Je sais bien que les progrès de la chirurgie ont permis de réformer entièrement les idées reçues sur la susceptibilité du péritoine et d'entreprendre des opérations jugées en d'autres temps téméraires et condamnables. Mais je ne crois pas qu'il faille mettre sur le même rang l'extirpation d'une tumeur de l'abdomen et l'incision d'un abcès du foie.

Si, d'une part, le trauma opératoire est autrement considérable et le danger immédiat plus grand, de l'autre, le liquide est ordinairement moins septique que le pus d'un abcès, et le péritoine peut être facilement lavé et désinfecté lorsqu'il a été contaminé. Il n'y a guère de comparaison à établir entre ces deux cas : le premier où la tumeur liquide, le kyste hydatique, par exemple, est extirpée par la laparotomie, en évitant autant que possible l'écoulement de son contenu dans l'abdomen, où tout est combiné pour éviter, après l'opération, le moindre suintement dans la cavité péritonéale ; et l'autre, au contraire, où l'incision simple et le retrait de la poche exposent pendant plusieurs jours à l'épanchement dans l'abdomen d'un liquide éminemment septique, le pus. Ce n'est pas le pansement de Lister qui suffira à mettre à l'abri de tous les accidents, puisque le pus des abcès du foie, même avant la ponction, contient de nombreuses bactéries et que son ouverture spontanée dans le péritoine, à l'abri de l'air, détermine des péritonites septiques suraiguës.

Il faut donc aux observations déjà nombreuses de guérison par l'incision antiseptique chercher une autre explication. Je crois pourvoir la trouver raison dans les deux circonstances suivantes :

1° Les adhérencees péritonéales au devant de l'abcès sont assez communes, surtout dans les abcès des pays chauds ;

2° Même lorsqu'elles font défaut, ce qui n'est pas rare non plus, et a pu être constaté par plusieurs observateurs, pendant l'opération, le vide virtuel qui existe entre les deux feuillets péritonéaux, la mince couche humide qui les accole et la pression atmosphérique extérieure doivent contribuer à prévenir le suintement du liquide et maintenir les deux lames séreuses en contact immédiat. Il doit se passer là ce qui a été expérimentalement constaté au niveau des deux feuillets de la plèvre.

Le danger de la méthode est par là atténué, mais il subsiste toujours. Ce qui le prouve, ce sont les cas d'épanchement péritonéaux à la suite de l'incision, comme celui de Véron que je citais plus haut, comme le fait observé dernièrement par mon maître M. le docteur Trastour. Le cas était pressant, la tumeur volumineu se et saillante ; l'incision amena l'évacuation d'une grande quantité de pus : mais l'état général continua à s'aggraver et le malade mourut le lendemain. L'autopsie démontra qu'il n'existait pas d'adhérence et que le pus avait fués dans la cavité péritonéale. (1)

Je suis le premier à reconnaître le grand progrès opéré dans la thérapeutique des abcès du foie par l'introduction de la méthode antiseptique, mais je ferai remarquer pourtant qu'il ne faudrait peut-être pas se laisser entraîner par l'enthousiasme de ses partisans jusqu'à recommander l'incision large dans tous les cas sans distinction. C'est presque toujours en Extrême-Orient et dans les pays chauds ou, tout au moins chez des malades atteint d'abcès du foie contractés dans les pays chauds que la méthode de Little a été appliquée ; et là surtout, il est permis de dire que les adhérences étaient probables. Il me semble, en effet, que l'on n'a pas assez fait ressortir les conditions différentes er la marche des abcès du foie de nos climats et de ceux des zones tropicales.

Bien qu'elle puisse affecter les mêmes formes sous toutes les latitudes, il est avéré cependant que, dans les pays chauds, l'hépatite suppure plus tôt, l'abcès évolue plus rapidement, sa marche est plus aiguë et partant les adhérences plus communes. Aussi les médecins qui excercent dans ces régions, en particulier les médecins de la Marine, partagent-ils généralement l'opinion émise par Dutrouleau : lorsque l'abcès est volumineux, lorsqu'il fait à la paroi abdominale une saillie même légère, il existe des adhérences suffisantes pour autoriser à débrider sans crainte à l'aide du bistouri. Au Sénégal, les nègres ouvrent, sans accidents, les abcès proéminents à

(1) M. Trastour a observé dans son service d'hôpital pendant ces deux dernières années quatre grands abcès de foie dont deux ont parfaitement guéri par la méthode de Récamier. *(Commuuication orale).*

l'hypochondre ; et je tiens de l'un de mes confrères qui a voyagé dans ce pays, que les adhérences péritonéales y sont considérées comme la règle. J'ai déjà prouvé que cette règle offre de nombreuses exceptions, au moins dans nos régions tempérées. C'est pourquoi j'estime qu'il conviendra d'être plus réservé dans l'application de la méthode de Shang-Haï, lorsqu'on aura à traiter des abcès de nos climats que s'il s'agit d'une hépatite des pays chauds.

La *méthode de la canule à demeure* était regardée avant l'opération de Little comme le procédé de choix par la plupart des auteurs : Ronald Martin et Cameron dans l'Inde, Yménès au Mexique, Ramirez, le docteur Sachs, etc. Rendu (*Dict. Encyclop.*) adopte également le procédé de Cambay. Les résultats opératoires, quoique médiocrement brillants, étaient pourtant supérieurs à ceux des autres méthodes : 8 guérisons sur 28 cas (Sachs). Les insuccès n'étaient pas imputables à la péritonite, mais bien à l'altération du pus, à l'épuisement et aux phénomènes septiques. Au contraire, chacun s'accorde à reconnaître que, de tous les procédés rapides, c'est celui qui offre le plus de garanties contre l'épanchement péritonéal.

Le reproche le plus grave qu'on lui adresse c'est l'évacuation insuffisante du pus et des lambeaux de tissu hépatique mortifié par la canule du trocart ou par le drain qui le remplace. « Quelle que soit la grosseur du trocart employé, il fait toujours saillie à l'intérieur de la cavité : le pus, quoique épais, peut bien s'échapper par son ouverture, mais les grumeaux, les lambeaux sphacélès s'amassent autour de la canule et des parois de l'abcès. Ils ne peuvent aller chercher l'ouverture du trocart, et tant qu'il en reste des traces, ces débris gangréneux entretiennent la suppuration et les chances d'infection. » (J. Rochard, *Acad. de médecine* 1880).

Il n'est pas douteux non plus qu'il faille attribuer la plus grande part des accidents à l'accès de l'air et des germes qu'il contient dans l'intérieur d'un abcès à parois toujours anfractueuses.

Mais une méthode qui, à l'innocuité relative, à la simplicité de la ponction joindrait l'évacuation facile et complète, l'antisepsie rigoureuse et même l'interdiction absolu de l'accès de l'air, répondrait victorieusement aux objections adressées au procédé de Cambay. L'observation suivante montrera comment ces conditions peuvent être réalisées par l'adjonction à la méthode de la canule à demeure d'un appareil très simple analogue au siphon employé par Potain pour l'évacuation de la cavité pleurale.

OBS. XV. — *Abcès du foie volumineux guéri par la ponction et le drainage à l'abri de l'air par le procédé du siphon.* (1)

L'abcès fut entièrement guéri, sans fistule, au bout de quarante jours par le traitement suivant :

1° Temps : application de pâte de Vienne suivant la méthode de Récamier ;

2° Temps : ponction avec un trocart d'assez gros calibre, la canule étant laissée à demeure pendant quelques jours, en même temps qu'elle est adaptée au siphon pour le lavage et maintenue hermétiquement fermée dans l'intervalle.

3° temps : remplacement de la canule métallique par un tube en caoutchouc auquel on adapte une ou deux fois par jour le siphon afin d'aspirer le pus et faire des injections antiseptiques. Je pouvais, par ce moyen, drainer l'abcès et le traiter antiseptiquement, tout en évitant l'introduction de l'air, et cela dans un double but : d'empêcher l'arrivée des germes infectieux et des causes de fermentation du pus ; d'autre part, de maintenir le vide dans l'intérieur de la poche intra-abdominale et de faciliter ainsi l'accolement et la rétraction de ses parois favorisée par la pression atmosphérique extérieure et intra-thoracique.

Toutes les précautions antiseptiques habituelles avaient été prises : le champ opératoire lavé, les instruments désinfectés, l'opération faite sous le spray phéniqué. Les lavages furent toujours faits avec la solution tiède d'acide borique, solution saturée à chaud dans l'eau bouillie et filtrée à froid. Quant au siphon, je le construisis moi-même simplement de la manière suivante : un tube en verre *y* grec, est muni de trois tubes en

(1) L'observation complète de ce malade a été publiée dans le *Marseille Médical* (juin 1885) et inséré dans les Actes du Comité médical des Bouches-du-Rhône (1885, p, 13). J'en extrais seulement les détails relatifs au procédé employé.

caoutchouc à parois suffisamment résistantes. On a ainsi un siphon a trois branches : une petite branche courte qui doit s'adapter au drain intra-abdominal directement ou par un petit ajutage en verre ; et deux branches longues, la supérieure munie d'une balle de plomb destinée à la maintenir plongée dans le réservoir contenant le liquide à injecter, l'autre descendant sur le côté du lit dans un vase qui doit recevoir le pus. Pour amorcer le siphon, trois pinces hémostatiques ou à pression continue, ou même la simple pression entre le pouce et l'index, permettent d'ouvrir et de fermer alternativement les trois branches de façon à établir à volonté le courant vers la poche ou en sens inverse. Enfin suivant qu'on élève plus ou moins le réservoir supérieur (je me servais tout simplement d'un récipient soutenu par un aide), on fait varier la force du jet ; de même il suffit de relever ou d'abaisser le tube inférieur pour diminuer ou augmenter l'aspiration.

Il faut avoir soin de bien remplir et amorcer le siphon avant de l'adapter au tube abdominal, et aussi d'expulser la petite quantité d'air qui peut s'introduire pendant cette manœuvre, avant de le mettre en communication directe avec l'abcès. Pour cela un moyen très simple est le suivant : il faut ouvrir le tube inférieur, élever légèrement la branche inférieure du tube en *y* ; toutes les bulles comprises dans la branche courte gagnent la partie supérieure, et il suffit alors de pincer celle-ci et d'ouvrir la communication supérieure pour chasser ces bulles par en bas. On doit encore, pour plus de sûreté, bien que l'introduction de quelques bulles d'air n'offre pas de très grands inconvénients, commencer par l'évacuation aspiratrice avant de faire l'injection. En prenant ces précautions j'ai pu laver et évacuer cette vaste poche entièrement à l'abri de l'air, en même temps que sa capacité diminuait avec une rapidité vraiment surprenante. De 3080 centimètres cubes de pus que contenait l'abcès le jour de l'opération, la quantité de pus tomba à 90 six jours après ; sa capacité distendue au maximum n'était plus que de 300 centimètres cubes. Jamais il ne s'est produit la moindre odeur, ni symptômes généraux tant que le traitement fut rigoureusement suivi.

Au moment de la sortie du malade, une légère fistulette persistait donnant quelques gouttes de pus. J'ai eu l'occasion de revoir ce jeune homme deux ou trois fois depuis cette époque, et j'ai appris de lui que tout écoulement avait définitivement cessé le surlendemain de sa sortie et ne s'est jamais plus reproduit. Il y a bientôt deux ans de cela et il n'a jamais plus rien ressenti du côté du foie. Aujourd'hui c'est un colosse et il en est presque à regretter de ne pas pouvoir invoquer ce cas de dispense devant le Conseil de révision.

Le *mode opératoire* que j'ai suivi dans ce cas me paraît pouvoir être encore simplifié. Dans les autres circonstances où j'ai employé cette méthode, j'ai pu supprimer sans inconvénient l'application préalable de caustiques. Tout se réduit donc à la ponction directe avec un gros trocart; la canule, laissée à demeure pendant huit jours environ, est remplacée au bout de ce temps par une grosse sonde molle en caoutchouc ou un gros drain assez résistant introduit dans la canule avant de la retirer. Il faudra toujours, si l'on voulait changer le drain, à un moment donné, avoir soin d'introduire une bougie conductrice avant de sortir le tube, en raison de la difficulté extrême que l'on éprouve à retrouver le trajet fistuleux déplacé par les mouvements de la paroi abdominale. La canule métallique est prolongée en dehors par un tube en caoutchouc qui peut s'adapter à l'ajutage du siphon, et qui doit être préalablement lié ou pincé avant de détacher ce dernier. L'évacuation et les lavages peuvent être faits une ou plusieurs fois par jour suivant le besoin, mais dans l'intervalle la canule ou le drain doivent être maintenus fermés. On a aussi la possibilité avec le siphon d'établir, si l'on veut, un écoulement continu par la branche inférieure. C'est ce que faisait Potain pour la plèvre, et ce que je ne crois pas utile de faire ici à cause de l'aspiration qui favorise une exsudation séro-purulente trop abondante, et même la rupture des vaisseaux embryonnaires de la paroi.

J'ajouterai un mot sur le mode de fixation de la canule et sur certaines précautions à prendre. Celui que j'ai employé était le suivant : une mince couche de gaze phéniquée ou boriquée recouvrait la petite plaie maintenue par une lame de mackintosh percée d'un trou central pour laisser passer la canule. Le tout était fixé au moyen de deux lames de caoutchouc taillées dans une bande d'Esmarch, disposées en croix, percées d'un trou plus petit que le calibre du tube, qui l'embrassaient ainsi à frottement et faisaient corps avec lui à l'aide du collodion. Une plaque découpée de linge fin, fixée par du collodion à la paroi abdominale maintenait tout le pansement dans une immobilité parfaite sans gêner les mouvements du malade. Les premiers jours, du coton et un bandage de corps exerçaient une légère compression sur l'abdomen ; plus tard le malade pouvait se lever sans aucun autre pansement que son tube, fixé comme je viens de le dire.

Je crois utile, lorsqu'on doit faire la ponction avec un gros trocart, de pratiquer au préalable une petite incision comprenant seulement l'épaisseur de la peau. De cette manière on évite la résistance parfois très grande de la peau refoulée par la canule, on fait moins souffrir le malade et on n'est pas exposé à faire un effort trop brusque qu'il n'est pas toujours facile de régler à volonté.

Une autre précaution importante à connaître si l'on veut appliquer ce procédé, consiste à ne pas chercher à pratiquer la ponction à la partie la plus déclive de l'abcès. La canule devant rester fermée dans l'intervalle des lavages, il est évident que le pus pourrait fuser le long de sa paroi et venir suinter sur les côtés du tube, ou ce qui serait autrement sérieux, filtrer dans la cavité péritonéale avant que les adhérences ne soient formées. Si un pareil accident était à redouter il vaudrait mieux établir un écoulement continu avec le siphon. Mais le moyen de l'éviter est celui que j'indique ; d'ailleurs, par le fait du vide auquel est soumise la cavité de l'abcès, le tube bouche hermétiquement l'ouverture. La ponction par la partie antérieure de l'hypochondre est la plus commode ; si elle n'est pas possible on pourra ponctionner sur le côté ou même en arrière, en ayant soin de faire coucher le malade sur le côté opposé. L'inconvénient qui résulte de l'ouverture faite dans un point élevé de la poche est ici annulé par l'action aspiratrice du siphon qui permet de négliger l'influence de la pesanteur. Il faudra avoir soin également de s'astreindre à une antisepsie rigoureuse pendant toute la durée du traitement.

Avantages et inconvénients du procédé du siphon. — La méthode que je viens de décrire n'est pas nouvelle, sans doute. La ponction avec canule à demeure s'emploie depuis longtemps pour traiter les abcès du foie ; Verneuil continue à la préconiser pour les kystes hydatiques. D'un autre côté l'usage du siphon est bien connu dans le traitement de l'empyème, depuis que Potain en a vulgarisé l'emploi. Mais je ne crois pas que ce procédé ait été encore appliqué à la cure des abcès du foie (1). Il me paraît cependant répondre aux indications que j'ai posées au début, et pouvoir être substitué avec utilité dans certains cas aux méthodes classiques.

Les avantages de cette méthode sont les suivants :

1° D'évacuer le pus à l'abri de l'air, à la manière des appareils aspirateurs, tout en permettant d'employer des tubes beaucoup plus volumineux et de renouveler l'évacuation aussi souvent qu'on le voudra à l'aide du drain à demeure ;

2° Laver la cavité et la modifier par des injections antiseptiques, avec une facilité extrême. Je n'ai pas cru devoir employer l'acide phénique de crainte d'absorption et de phénomènes toxiques; mais on pourra s'adresser indifféremment aux diverses solutions usitées comme antiseptiques ;

3° Empêcher l'accès de l'air dans l'intérieur de la poche ; y maintenir le vide pour favoriser l'adossement des parois et la cicatrisation de l'abcès ;

4° Enfin l'appareil instrumental est des plus simples. L'opération est à la portée de tous et ne nécessite pas une bien grande habileté chirurgicale. C'est, en quelque sorte, un *procédé médical* dont la mise en œuvre n'exige pas l'intervention d'un chirurgien exercé.

Cet avantage n'est pas aussi secondaire qu'on pourrait le croire de prime abord. En effet, les hépatites suppurées sont toujours soignées dans un service de médecine. Nous avons vu que

(1) Revilliod (de Genève) a employé le siphon dans un cas de kyste hydatique du foie, dans le but d'obtenir un écoulement continu et constant; c'est ce qu'il appelait le siphon ambulant. (*Revue Médicale de la Suisse romande*, n° 5, 15 mai 1882).

le peu de netteté des symptômes, les aspects divers sous lesquels cette maladie peut se présenter la font souvent méconnaître. Lorsque la ponction a décelé l'existence du pus, la présence d'une tumeur n'est pas toujours apparente; on ignore souvent la profondeur et le siége exact de la poche, toutes circonstances qui rendent le médecin hésitant lorsqu'il s'agit d'une intervention chirurgicale et l'amènent à temporiser beaucoup trop longtemps, au grand préjudice du malade. Que de fois le malade ou son entourage et le médecin lui-même n'ont-ils pas retardé l'intervention, lorsqu'il s'agissait d'une opération sanglante et qu'il fallait, comme le disait A. Fabre dans la langue imagée qui lui était familière, « livrer le malade au bras séculier » de la chirurgie?

La méthode que je préconise, et qui est une simple modification de l'ancien procédé de Cambay, présente à la fois une sécurité parfaite et une facilité d'application remarquable. Tel médecin qui a conservé la crainte salutaire du péritoine et qui reculerait devant la large incision, n'hésitera pas à ponctionner un abcès du foie par ce procédé, au lieu de s'adresser à la méthode de Récamier, qui a donné certainement de nombreux succès, mais dont la lenteur a laissé mourir bien des malades.

A côté de ces avantages bien évidents, la ponction directe est passible de deux objections que je veux rapidement examiner. On a dit qu'elle ne mettait pas à l'abri de la péritonite; les faits ont répondu victorieusement à cette assertion, et les précautions que j'ai indiquées préviendront sans peine un pareil accident. Un reproche plus fondé était celui qu'on faisait au procédé de Cambay d'évacuer incomplètement l'abcès, de favoriser ainsi la fermentation putride du pus par le séjour des grumeaux et des débris de tissu hépatique mortifié au fond de la poche, loin de l'orifice de la canule.

L'aspiration fait disparaître cet inconvénient. Il suffit pour cela que le drain pénètre jusqu'au fond de l'abcès et soit assez volumineux pour donner un facile passage aux grumeaux. D'ailleurs, ici le calibre de la sonde n'a pas besoin d'être aussi fort que celui des grosses canules employées pour vider les poches hydatiques ; l'emploi du siphon aspirateur permet de le diminuer notablement. Si le tube vient à se boucher, il suffit de changer le sens du courant par le simple jeu du siphon pour rétablir la circulation. Si l'on vient à s'apercevoir que l'abcès se vide mal, et si la fièvre persiste, le mieux sera de ne pas s'obstiner trop longtemps dans l'emploi du drainage sous cutané, et de recourir à l'incision large avec ou sans contr'ouverture. Dans tous les cas, l'altération du pus aurait peu de chances de se produire, puisque le contenu de l'abcès est soustrait au contact de l'air et soumis à des lavages antiseptiques quotidiens.

Je résumerai les considérations thérapeutiques qui précèdent dans les conclusions suivantes. Parmi les méthodes de traitement des abcès du foie, deux surtout se placent au premier rang, toutes deux dominées par le grand principe de l'antisepsie. La large incision antiseptique, sans préoccupation du péritoine est celle qui a toutes les préférences de la médecine contemporaine. Les résultats remarquables qu'elle a fournis sont au dessus de la critique, et plus que personne, je suis convaincu de sa grande valeur. Mais je ne crois pas qu'en pareille matière il soit possible d'adopter une méthode exclusive, applicable à tous les cas indistinctement, aux hépatites de nos climats comme à celles des pays chauds. Le danger de l'épanchement péritonéal qui, aux yeux des partisans de l'incision, est une quantité négligeable, n'en est pas moins réel pour cela ; et bon nombre de médecins prudents n'ont pas encore renoncé à l'application du caustique comme moyen préparatoire à l'ouverture large de l'abcès.

J'ai cherché à démontrer que la méthode de la canule à demeure complétée par l'emploi du siphon aspirateur, en même temps qu'elle remplace avantageusement le procédé de Récamier dans la production des adhérences, pouvait soutenir la comparaison avec le procédé de Little au double point de vue de la rapidité de la guérison et des garanties qu'elle présente contre les accidents de la septicémie. Je n'ai pas la prétention de croire que cette méthode doit s'appliquer à tous les cas, mais j'estime qu'elle peut être toujours essayée sans inconvénients, dès que la présence du pus est démontrée par une ponction aspiratrice. On sera toujours à temps plus tard, si l'évacuation se fait mal, à compléter le traitement par une large incision. Je dirai même, si cette alternative se présente, que la seconde opération sera rendue plus facile par la ponction préalable, puisque l'incision pourra se faire sur conducteur, et que la possibilité d'explorer la poche au moyen d'un cathéter permettra de pratiquer l'ouverture dans le point le plus favorable.

Pour tous ces motifs, et surtout si l'on a à traiter un abcès du foie de nos pays où les adhérences sont toujours problématiques, le procédé du siphon avec la canule à demeure se recommandera au médecin par son innocuité et par la facilité de son application.

V. — *Conclusions.*

1° Dans nos climats, ou tout au moins dans notre ville, l'hépatite suppurée est moins rare qu'on ne le croit généralement.

2° Elle reconnaît pour causes le plus souvent une affection intestinale : dysenterie, diarrhée rebelle avec ou sans ulcérations. Rarement elle se développe à la suite d'une maladie générale : fièvre typhoïde, choléra, pneumonie. L'alcoolisme et le refroidissement ont paru jouer, dans certains cas, un rôle encore mal déterminé. Enfin l'hépatite peut se produire en l'absence de cause appréciable, chez des sujets n'ayant jamais habité les pays chauds.

3° Les difficultés de diagnostic sont nombreuses et les erreurs fréquentes. La douleur provoquée par la pression en un point limité, est un bon signe pour indiquer la présence du pus et le siége de l'abcès.

La ponction exploratrice avec un appareil aspirateur devra toujours être pratiquée, même dans les cas les plus douteux. Elle est inoffensive lorsque les précautions antiseptiques ont été prises.

4° Dès que la présence du pus est certaine, il y a avantage à intervenir activement le plus tôt possible.

Malgré les bons résultats donnés par le procédé de Récamier, deux méthodes doivent lui être préférées parce qu'elles remplissent mieux toutes les indications : la large incision antiseptique, et la ponction suivie de la canule à demeure, avec les modifications que j'ai décrites.

www.ingramcontent.com/pod-product-compliance
Lightning Source LLC
Chambersburg PA
CBHW060648210326
41520CB00010B/1793
9782013761864